全国中医药行业高等职业教育"十三五"规划教材

精神科护理

（第二版）

（供护理专业用）

主 编 ◎ 熊 黎

中国中医药出版社
· 北 京 ·

图书在版编目（CIP）数据

精神科护理 / 熊黎主编 . —2 版 . —北京：中国中医药出版社，2018.6
全国中医药行业高等职业教育"十三五"规划教材
ISBN 978-7-5132-4783-2

Ⅰ . ①精…　Ⅱ . ①熊…　Ⅲ . ①精神病学—护理学—高等职业教育—教材
Ⅳ . ① R473.74

中国版本图书馆 CIP 数据核字（2018）第 034245 号

中国中医药出版社出版

北京市朝阳区北三环东路 28 号易亨大厦 16 层
邮政编码　100013
传真　010-64405750
山东润声印务有限公司印刷
各地新华书店经销

开本 787×1092　1/16　印张 13　字数 268 千字
2018 年 6 月第 2 版　2018 年 6 月第 1 次印刷
书号　ISBN 978 – 7 – 5132 – 4783 – 2

定价　45.00 元
网址　www.cptcm.com

社 长 热 线　010-64405720
购 书 热 线　010-89535836
维 权 打 假　010-64405753

微信服务号　zgzyycbs
微商城网址　https://kdt.im/LIdUGr
官 方 微 博　http://e.weibo.com/cptcm
天猫旗舰店网址　https://zgzyycbs.tmall.com

如有印装质量问题请与本社出版部联系（010-64405510）

　　中医药职业教育是我国现代职业教育体系的重要组成部分，肩负着培养新时代中医药行业多样化人才、传承中医药技术技能、促进中医药服务健康中国建设的重要职责。为贯彻落实《国务院关于加快发展现代职业教育的决定》（国发〔2014〕19号）、《中医药健康服务发展规划（2015—2020年）》（国办发〔2015〕32号）和《中医药发展战略规划纲要（2016—2030年）》（国发〔2016〕15号）（简称《纲要》）等文件精神，尤其是实现《纲要》中"到2030年，基本形成一支由百名国医大师、万名中医名师、百万中医师、千万职业技能人员组成的中医药人才队伍"的发展目标，提升中医药职业教育对全民健康和地方经济的贡献度，提高职业技术院校学生的实际操作能力，实现职业教育与产业需求、岗位胜任能力严密对接，突出新时代中医药职业教育的特色，国家中医药管理局教材建设工作委员会办公室（以下简称"教材办"）、中国中医药出版社在国家中医药管理局领导下，在全国中医药职业教育教学指导委员会指导下，总结"全国中医药行业高等职业教育'十二五'规划教材"建设的经验，组织完成了"全国中医药行业高等职业教育'十三五'规划教材"建设工作。

　　中国中医药出版社是全国中医药行业规划教材唯一出版基地，为国家中医中西医结合执业（助理）医师资格考试大纲和细则、实践技能指导用书、全国中医药专业技术资格考试大纲和细则唯一授权出版单位，与国家中医药管理局中医师资格认证中心建立了良好的战略伙伴关系。

　　本套教材规划过程中，教材办认真听取了全国中医药职业教育教学指导委员会相关专家的意见，结合职业教育教学一线教师的反馈意见，加强顶层设计和组织管理，是全国唯一的中医药行业高等职业教育规划教材，于2016年启动了教材建设工作。通过广泛调研、全国范围遴选主编，又先后经过主编会议、编写会议、定稿会议等环节的质量管理和控制，在千余位编者的共同努力下，历时1年多时间，完成了83种规划教材的编写工作。

　　本套教材由50余所开展中医药高等职业教育院校的专家及相关医院、医药企业等单位联合编写，中国中医药出版社出版，供高等职业教育院校中医学、针灸推拿、中医骨伤、中药学、康复治疗技术、护理6个专业使用。

　　本套教材具有以下特点：

　　1. 以教学指导意见为纲领，贴近新时代实际

　　注重体现新时代中医药高等职业教育的特点，以教育部新的教学指导意

见为纲领，注重针对性、适用性以及实用性，贴近学生、贴近岗位、贴近社会，符合中医药高等职业教育教学实际。

2. 突出质量意识、精品意识，满足中医药人才培养的需求

注重强化质量意识、精品意识，从教材内容结构设计、知识点、规范化、标准化、编写技巧、语言文字等方面加以改革，具备"精品教材"特质，满足中医药事业发展对于技术技能型、应用型中医药人才的需求。

3. 以学生为中心，以促进就业为导向

坚持以学生为中心，强调以就业为导向、以能力为本位、以岗位需求为标准的原则，按照技术技能型、应用型中医药人才的培养目标进行编写，教材内容涵盖资格考试全部内容及所有考试要求的知识点，满足学生获得"双证书"及相关工作岗位需求，有利于促进学生就业。

4. 注重数字化融合创新，力求呈现形式多样化

努力按照融合教材编写的思路和要求，创新教材呈现形式，版式设计突出结构模块化、新颖、活泼，图文并茂，并注重配套多种数字化素材，以期在全国中医药行业院校教育平台"医开讲－医教在线"数字化平台上获取多种数字化教学资源，符合职业院校学生认知规律及特点，以利于增强学生的学习兴趣。

本套教材的建设，得到国家中医药管理局领导的指导与大力支持，凝聚了全国中医药行业职业教育工作者的集体智慧，体现了全国中医药行业齐心协力、求真务实的工作作风，代表了全国中医药行业为"十三五"期间中医药事业发展和人才培养所做的共同努力，谨此向有关单位和个人致以衷心的感谢！希望本套教材的出版，能够对全国中医药行业职业教育教学的发展和中医药人才的培养产生积极的推动作用。需要说明的是，尽管所有组织者与编写者竭尽心智，精益求精，本套教材仍有一定的提升空间，敬请各教学单位、教学人员及广大学生多提宝贵意见和建议，以便今后修订和提高。

国家中医药管理局教材建设工作委员会办公室

全国中医药职业教育教学指导委员会

2018 年 1 月

《精神科护理》
编 委 会

随着社会的发展、生活节奏的加快，疾病谱已发生明显改变，精神疾病的发生率呈上升趋势，并已成为 21 世纪影响人类健康的主要疾病之一。全国中医药行业高等职业教育"十三五"规划教材《精神科护理》，将为护理专业的学生在新形势下做好护理工作，提供一种全新的理念和知识结构，是护理专业学生的一门重要选修课程。本教材依据教育部中医药职业教育教学指导委员会《关于加快发展中医药现代职业教育的意见》《中医药现代职业教育体系建设规划（2015 — 2020 年）》精神，在国家中医药管理局教材建设工作委员会办公室和中国中医药出版社组织下编写。

本教材以现代医学观和整体化护理思想为指导，围绕中医药院校护理人才培养目标，突出护理专业特点，以学生为中心，具有贴近学生、贴近岗位、贴近社会的特点，突出职业技术教育技能培养目标，提高高等职业技术院校学生的实际操作能力，实现高等职业教育与产业需求、岗位胜任能力严密对接。在构建教材框架结构和内容体系的过程中，将精神科应体现的基本理论、基本知识及基本技能作为重点体现于教材中，同时注意教材的科学性，严格按教科书特定的内容与形式编写。

本教材吸收和借鉴了传统的教材编写模式，同时也进行了一些创新，大量选用精神科护理案例以增加其实用性和可读性，增加中医精神科护理的相关知识，使学生了解中医学在本学科的作用；在部分章节加入知识链接或知识拓展，内容为精神科相关实验、新的科研成果等，以增加教材的趣味性，拓展学生的知识。教材编写过程中，充分考虑到我国执业护士资格考试关于精神科护理学的新要求，关注执业护士资格考试的相关内容。教材内容涵盖了精神科护理学的经典内容，既可作为高等职业院校护理专业的教材，也可作为精神科护理人员继续教育的专业参考书。

本教材共 16 章。第一章由向纹熠编写；第二章由李凌霞编写；第三章由吕文艳编写；第四章由熊炜编写；第五章由饶春艳编写；第六章由程瑜编写；第七章由林琳编写；第八章由刘涛编写；第九章由秦芳编写；第十章由熊黎编写；第十一章由于丽丽编写；第十二章由付聪敏编写；第十三章由刘娜编写；第十四章由郭亚恒编写；第十五章由韩雪编写；第十六章由徐云璐编写。

本教材编写人员均是活跃在精神科护理临床、教学、科研第一线的工作者，各位专家均付出了大量的努力，尽心尽责，稿件经过多次互审互校，最终定稿，在此表示感谢！在教材编写过程中，编者参阅并引用了相关教材和文献的部分内容，在此，向原作者表示衷心感谢！

鉴于编者学识、能力及时间有限，教材中若有不妥之处，恳请同仁和读者提出宝贵意见，以便进一步修订完善。

《精神科护理》编委会
2018 年 1 月

扫一扫，看课件

第一章

绪　论

【学习目标】

1. 掌握精神障碍、精神科护理的概念。
2. 熟悉精神科护理的工作范围；精神科护理人员的素质要求。
3. 了解精神科护理发展简史及发展趋势；精神科护理相关伦理与法律。

第一节　概　述

一、精神病学的概念

精神病学（psychiatry）是医学科学的重要组成部分，是主要研究各种精神障碍的病因、发病机制、临床表现及其诊断、治疗、预防和康复的一门临床学科。精神病学所研究的精神障碍是指在各种生物、心理及社会环境因素影响下，大脑功能失调，导致认知、情感、意志和行为等精神活动出现不同程度障碍的疾病。

二、精神健康、精神障碍的概念

精神健康（mental health）又称心理健康，是指个体的生理、心理与社会处于相互协调的和谐状态，是自我与他人之间一种良好人际关系的维持。精神健康的标志包括：对自我的肯定态度；具有健全的人格；不断地成长和发展，达到自我实现；具有一定的自我控制能力；具有良好的社会适应能力。

精神障碍（mental disorder）是指个体在各种（生物、心理及社会环境等）因素的作用下，造成大脑功能失调，出现认知、情感、意志行为等精神活动方面的异常，并伴有痛苦体验和社会功能损害。

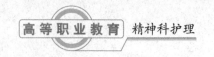

三、精神科护理的概念

精神科护理（mental disorder nursing）是以精神病学为指导，研究人类异常精神活动和行为的护理、保健及康复的一门科学。目的在于预防和治疗精神方面的障碍，以维持和促进民众精神健康。实行以患者为中心的整体护理，运用治疗性沟通技巧，通过改善治疗环境，帮助患者学习和发展健康行为模式，增强社会适应能力，从而获得精神健康。

第二节　精神病学与精神科护理发展简史

一、精神病学发展简史

精神疾病伴随人类社会的发展一直存在。历史证明，精神病学的发展不仅受到当时医学水平的制约，而且也受到当时占主导地位的社会意识形态的影响。精神病学的发展历史漫长而曲折，是一部与精神疾病做斗争的历史。

古希腊的医学家希波克拉底（Hippocrates，前460—前337）就提出了精神病的体液病例学说，被尊崇为精神病学之父。

公元3世纪后，古罗马文化渐渐衰落。中世纪时代的西欧医学已经沦为宗教和神学的附属，出现了严重的倒退。宗教思想把精神疾病看作是患者魔鬼附体或灵魂出窍，无数精神疾病患者被送到寺院，并用祷告、符咒、驱鬼等方法进行"治疗"。

18世纪后期，法国医生菲利普·比奈尔（Philippe Pinel，1745—1826）成为世界上第一位精神病院院长，他主张用人道主义的态度对待精神病患者，提倡要清除禁制，砸碎锁链。此为精神病学的第一次革命，从而开创了精神病学的先河。

19世纪末至20世纪初，出现了大批精神病学专家，如德国的克雷丕林（Emil Kraepelin，1856—1926），分析了大量的临床病例，将精神疾病分类，并对疾病的病因、诊断、治疗进行了大量研究，他被称为现代精神病学之父。弗洛伊德（Sigmund Freud，1856—1939）利用梦的解析和自由联想治疗精神病患者，创立了精神分析学派，首次从心理学的角度探讨精神障碍的病因，提倡"心因性病因论"，发起了精神病学的第二次革命。

现代化科学的发展导致了生物医学技术的不断革新，从而使我们对许多疾病的生物学解释有了更全面、更深刻的认识。有学者提出了医学模式应该向"生物－心理－社会"三合一的模式转变，这种新的医学模式在精神病学中显得最恰当、最适用，也最需要。同时，越来越多的人主张精神病学不仅要研究传统意义上的精神疾病，也要关注各种各样的心理问题和行为问题；精神病学不仅要服务于精神病院，也要着眼于全社会的心理健康。

二、中医精神病学发展简史

中医学对精神疾病的记载已有 2000 多年的历史。公元前 11 世纪已有"狂"这一病名，如《尚书·微子》中的"我其发出狂"。到春秋战国时期，中医学逐渐形成了较有系统的理论，在我国最古老的医学典籍《黄帝内经》（简称《内经》）一书中，将人的精神活动归之于"心神"的功能，如《素问·灵兰秘典论》说："心者，君主之官，神明出焉。"心不仅主持人的精神活动，而且统管人的五脏六腑，《灵枢·邪客》说："心者，五脏六腑之大主也，精神之所舍也。"另外，《内经》还论述了在剧烈的情感变化下，能引起精神异常，如"怒伤肝，喜伤心，虑伤脾，忧伤肺，惊伤肾"等。

至秦汉时代，历代医学家先后编撰的古典医学名著，都对诸多精神症状做了较为详细的描述，将其归类为"狂""燥""谵妄""癫""痫"等名称，并概括性论述了这类疾病的病因、发病机制与症状，如"有阴阳之别焉，烦，阳也，燥，阴也""邪入于阳则狂""重阳者狂，重阴者癫"等，认为发病机制是阴阳不平衡所致。此后 1500 余年，我国精神病学基本上是沿着这条思路缓慢地向前发展。到金元时代，临床观察进一步深入，精神疾病分类更为细致，精神病学有所发展，对后世影响颇大。但由于中医学的理论体系是建立在古代阴阳、五行等学说基础上的经验医学，所以精神病学在理论方面几千年来并没有更多的发展。不过，从秦汉时代到 18 世纪末，与同期国外发展缓慢的精神病学相比较，当时我国的精神病学研究在世界各国中仍是比较先进的。

三、精神科护理发展简史

精神科护理作为一种职业是在 19 世纪后期开始出现的。1873 年，美国的琳达·查理兹（Linda Richards）女士提出了对精神病患者的服务项目，引出改善精神护理的计划，主张对精神病患者的照顾质量应与一般躯体疾病患者的照顾质量相同，从而奠定了精神科护理的基础模式。

美国最早专门为训练精神科护理人员而开办的护理学校，创设于 1882 年，在马萨诸塞州的马克林医院。其教学主要内容为保护和管理技巧，精神科护理人员的主要工作是照顾躯体各项功能，如给药、营养供应等。

19 世纪末到 20 世纪初，精神病学得到蓬勃发展，克雷丕林创立了"叙述性精神病学"，睡眠疗法、胰岛素疗法、点痉挛疗法、精神外科疗法、精神药物等相继问世，以及弗洛伊德动态精神病学的发展，使精神科护理的角色与功能大有进展，由协助患者的日常生活、身体照顾扩展为协助观察患者的症状行为，并且应用内外科护理知识协助治疗患者，在精神治疗中显示出重要意义。

20 世纪 50 年代以来，随着对神经科学的深入研究，精神病学的发展又有了新的特点。其更加强调社会环境对患者治疗的重要性，主要利用社会环境进行治疗并且鼓励患者走向社会，与此同时，精神科护理工作不再局限于精神病院内封闭的药物护理工作，它开始向社区团体与家庭护理工作领域拓展。

由此可见，精神科护理工作的发展始终是与精神病学相伴而行，精神病学的发展促进了精神科护理角色与功能的转变。

第三节　精神科护理工作的范围与任务

一、精神科护理工作的范围

随着医学的发展，精神科护理工作已从过去只重视躯体疾病，拓展到生理、心理及社会的整体护理，从患者恢复健康延伸到正常人保持健康。精神科护理工作的范围一般包括以下几方面。

1. 安全护理　精神障碍患者由于思维、行为异常，尤其在发病期某些行为往往具有危险性，如自伤、自杀、攻击及出走行为等，因此，安全护理是精神科护理的重要工作范畴。

2. 基础护理　精神障碍患者由于疾病的影响，一般生活自理能力下降或缺损，护理人员要协助患者做好个人卫生、饮食护理、睡眠护理、用药护理等。

3. 心理护理　精神障碍患者由于疾病原因常可出现各种异常，护理人员要掌握丰富的心理护理知识和技巧，与患者建立良好的护患关系，对待患者要热情、耐心、温柔，有同情心、爱心和责任心，取得患者的信任。

4. 康复护理　指导和帮助精神障碍患者训练和恢复其生活学习、社交能力等，将精神障碍患者的精神残疾程度降到最低，最大限度地恢复其社会功能。

5. 健康教育　将健康教育贯穿于患者从入院到出院及家庭、社区的各个环节，将健康教育与系统的治疗、护理及康复活动有机结合，让患者和家属了解有关疾病的知识和治疗护理知识、疾病的预防知识和技能，使其能正确对待疾病，从而自觉地配合治疗和护理，消除或减轻影响健康的因素。

6. 社区护理　向生活在家庭和社区的精神障碍患者提供康复、治疗和整体护理服务，帮助患者减轻从医院回到家庭后的困难，协助患者利用社区资源进行康复休养，巩固治疗效果，防止疾病复发，恢复社会适应力，提高生活质量，最终达到回归社会的目的。

二、精神科护理工作的任务

1. 研究和实施对精神障碍患者科学管理的方法和制度，确保患者在安全、舒适、整洁、愉快的环境中生活。

2. 研究能够观察和接触精神障碍患者的有效途径，为精神科护理的实践操作提供理论依据，通过各项护理工作及护理人员的语言、行为与患者建立良好的护患关系，以保证各项治疗护理措施的有效实施。

3. 研究和实施对各种精神障碍患者的护理。

4. 研究和实施对精神障碍患者各种治疗的护理，确保医疗任务的顺利完成。

5. 研究和实施如何维护精神障碍患者的利益和尊严，使他们得到应有的尊重与合适的治疗；培养和训练他们的社会生活能力、交往能力与适应能力，以利于在其疾病好转后能及时回归家庭和社会。

6. 研究和实施如何在精神科治疗机构中密切观察患者病情变化，详细记录，协助诊断，防止意外事件的发生，并为医疗、教学、科研、法律和劳动鉴定等积累重要资料。

7. 研究和实施如何对患者及其家庭及在社区中开展精神卫生宣传教育工作。积极开展与推进社会精神卫生保健事业，对精神疾病患者做到防治结合、医院与社区结合，为患者回归社会做出努力。

8. 研究和实施精神科护理过程中的相关伦理和法律问题，尊重精神障碍患者的人格，维护患者的尊严和权益，保障患者的正常生活待遇。

9. 研究如何提高护士的教学和科研能力，不断提高其工作和科研水平。

第四节　精神科护理人员的角色功能与素质要求

一、精神科护理人员的角色功能

1. 护理者　精神科护士首先要满足患者的基本需要，给予基础护理，如照顾患者的日常生活、执行常规的护理操作、为患者提供舒适的治疗环境等。

2. 治疗者　精神科护士参与精神障碍患者的各种治疗，如给药、电痉挛治疗、支持性心理治疗、行为矫正治疗、康复及家庭治疗等。在治疗过程中，护士始终是观察者、执行者和参与者。

3. 咨询者　随着精神科护理的发展，精神科护士的工作发生了很大变化。工作对象从单纯面向患者和家属逐步延伸到健康人群；工作场所从单纯的精神病院逐步向社会发展；工作内容从单纯的治疗、护理逐步向维护人的心理健康发展。因此，精神科护士肩负督导咨询的责任，解答、解决关于疾病、治疗、康复和健康等方面的问题。

4. 管理者　精神科管理是指对精神科病房硬件和软件的管理。硬件管理包括对病房环境和设施的管理，软件管理包括对患者的组织管理和病房管理制度的制定等。

5. 父母替代者　患者在患病期间多表现为敏感、软弱，似乎回到婴儿时期，依赖于照顾者，护士应该像父母那样理解、忍让并给予细致的照顾，使患者获得安全感，帮助其恢

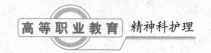

复健康。

6. 教育者　精神科护士经常向患者及家属、社区不同群体宣传有关精神障碍及促进健康的相关知识，以及恢复、促进健康的方法。宣传教育的形式可以以个体、小组或团体为单位，或者通过媒体进行宣传教育等。

7. 协调者　现代化精神病学是采取团队工作方式进行的。团队由精神科医生、精神科护士、心理治疗人员、社会工作者、工娱治疗人员等组成。成员间密切合作，针对患者的需要和问题，共同拟定治疗计划和目标，共同进行评价，定期召开小组会议，护士则在其中充当协调者的角色。另外，对影响患者及社区居民身心健康的因素和问题，护士应向当地有关部门反映，以维护患者的权益。

二、精神科护理人员的素质要求

针对精神科护理工作的特殊性，精神科护士在具备护士基本素质的基础上，还应在以下几个方面提出更高的要求。

1. 具有奉献精神　精神科患者在病态情况下，无法控制自己的行为，不但会拒绝服药，还可能出现伤人伤己的行为。作为护士，应充分理解患者的痛苦，充分理解精神科护理的特殊性及自己工作的重要意义。同时，精神科护士可能收入少、待遇低，这就要求精神科护士有更强烈的奉献精神。

2. 尊重、关爱患者　无论何种情况，护士均应以谨慎、理智的态度尊重、理解、接纳、关爱患者。不能将患者的病情当作谈笑的内容，更不允许对患者持有鄙视、侮辱、讽刺的态度，甚至当遭受患者的攻击时，护士也要以宽容的胸怀，冷静地处理好各种事件。

3. 广博的知识　扎实的专业知识是完成护理工作的基础。此外，护士还应具备心理学、社会学等方面的知识及广泛的兴趣，了解或擅长一些运动健身、音乐舞蹈、美术、工艺品制作等技能，以便指导患者进行康复训练。

4. 良好的心理素质　护士所具有的良好心理素质包括积极稳定的情绪、敏锐的观察力、灵活的注意力和果断的意志力等。具有这种心理素质的护士，易与患者建立良好的护患关系。

面对精神异常的患者，护士只有在以上几个方面做得更好，才能高效地完成精神科的护理工作。

第五节　精神科护理相关伦理与法律

一、精神障碍患者的权利

根据我国有关法律法规，如《医疗事故处理条例》第 12 条、《医疗机构管理条例》第

33 条、《中华人民共和国执业医师法》第 26 条等，对患者实施临床治疗或进行实验性临床医疗等医疗、科研活动时，应如实向患者或其家属告知病情、措施、风险等，并取得患者或其家属的同意后方可进行。因此，知情同意（informed consent）是精神科医疗护理工作中一个必不可少的伦理和法律规定的行为准则，也是精神障碍患者最基本的权利。

（一）知情同意的基本要素

知情同意包括两个部分，一是知情，二是同意，两者都是患者的权利。因此，临床上患者接受治疗、检查及科学研究前要先完成知情同意。这是为了尊重和保护患者的权利，也是医护人员的义务，而不是为了医护人员防范医疗过程失败可能带来的风险。一般来讲，知情同意主要包括提供信息、信息的理解、做决定的能力和自愿参加等基本要素。

（二）精神障碍患者的知情同意

由于精神疾病的影响，有些患者在疾病的某些阶段正确做出决定的能力受到损害。精神障碍患者在接受医疗护理或参与医学研究的知情同意过程中，有两点特别值得注意。第一，有做决定能力的精神障碍患者应由自己完成知情同意过程，这是患者应该享有的权利。第二，没有做决定能力的精神障碍患者的知情同意过程应由合法的代理人来完成。合法代理人的等级一般为配偶、父母、其他直系亲属、一般亲属等。在国外，有些国家认可患者指定的代理人，如律师、雇主等。

判断患者对知情同意过程有无做决定的能力包括 4 个方面：①能否正确理解相关信息；②能否明了自己的状况；③能否理性分析接受医疗过程的后果；④能否正确表达自己的决定。

二、精神障碍患者的刑事和民事法律问题

精神障碍患者中以精神分裂症、情感性精神障碍、精神发育迟滞、反社会性人格障碍患者引起的法律问题较多。精神障碍患者可能在幻觉、妄想等精神病性症状的支配下出现冲动、伤人、毁物等违法行为，此时需要进行鉴定，明确患者需要承担的相应法律责任，这被称为司法精神病学鉴定。如果鉴定的结论为患者无责任能力，为保障社会安全，也要对其危险性进行评估，并提出治疗和监护方案。司法精神病学鉴定的目的是维护精神障碍患者的合法权益。世界各国对精神障碍患者、智力残疾、未成年人、盲聋哑人出现违法行为有减免刑罚之规定。之所以减免刑事处罚，一方面充分体现人道主义精神，另一方面对精神障碍患者实施刑罚客观上达不到惩戒的效果。这些患者在刑事和民事行为中，往往不能对自己的行为负责，因此有必要对精神障碍患者的行为能力进行鉴定，宣布其是否有刑事和民事行为能力，依据法律宣告其行为是否有效，使患者合法权益免受侵害。

三、精神科护理伦理道德的特殊要求

精神科医护人员面对的患者具有其自身特点，医护人员除应履行一般医者的道德义务外，还应遵循精神科疾病诊疗的特殊伦理要求。

1. 尊重关心患者　作为一个患者，精神障碍患者拥有其人格尊严和作为患者的权利要求。医护人员应把他们作为一个人来尊重，不能歧视他们。精神障碍患者由于遭受精神创伤，有的失去正常的思维和情感，尤其需要同情和关照。医护人员应理解他们，把他们看成是更加痛苦，更加需要关怀、帮助、体贴的患者对待。

2. 认真了解患者病情　由于患者认知、情感、判断力等异常，并对自身生理功能和心理功能异常缺少自知力，不能正确地区别现实和幻觉，不能正确描述病情，因而医护人员一方面要通过患者家属或其他相关人员了解有关患者的信息和资料，另一方面也要认真观察、仔细了解患者的身心状况，以便尽快明确诊断，进行有针对性的治疗。

3. 克己尽责，正直无私　精神科的医护人员在工作中要自觉、自律、慎独，在任何情况下都要尽职尽责、一丝不苟地完成好医疗和护理工作，不能因为患者缺乏辨别能力、理智不清而应付了事。

4. 理性地对待患者　精神科的医护人员在工作中对待异性患者要自尊自爱，言行举止稳重、理性，要注意与患者保持一定的身体和心理距离，不要使患者因误解而导致情感或性方面的妄想。同时，对患者在生病期间的异常行为举止要注意为其严格保密，不向他人泄露。

5. 正确使用强制性措施　精神障碍患者在病情较重、具有暴力倾向时具有很大危险性，他们可出现自伤、伤及他人或造成严重的财产损失。在这种情况下，医护人员可以采取强制性治疗措施，以保护患者和他人安全。在患者的危险行为消除后，应立即解除强制性约束。

6. 耐心对待病情反复的患者　由于精神障碍的发病机制尚不清楚，加上患者生病期间病情本身不稳定，有些患者病情好转后又因各种内外因素的影响而反复发病的情况较多，因此，医护人员应做好心理准备，认真观察患者的病情，耐心对待情绪不稳定、病情反复的患者。

复习思考

1. 精神障碍、精神科护理的定义。
2. 精神科护理的工作范围是什么？
3. 精神科护理人员的素质要求有哪些？

扫一扫，知答案

扫一扫，看课件

第 二 章

精神障碍的病因与分类

【学习目标】

1. 掌握精神障碍病因。

2. 熟悉精神障碍常见的诊断分类系统的主要内容及特点。

第一节　精神障碍的病因

精神障碍（mental disorder）是指在生物、心理、社会等因素的作用下，人体大脑功能失调，表现为具有诊断意义的认知、情绪情感、意志行为等精神活动的异常，可伴有痛苦体验和社会功能损害。精神障碍又称为精神疾病（mental disease），其精神活动的失调常影响个体的正常生活、工作、学习与人际交往，需要用医学和心理干预等方法进行治疗。

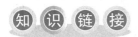

精神障碍的定义

关于精神障碍的定义，美国精神病学会制定的《精神障碍诊断和统计手册》第 4 版（DSM- Ⅳ）中是这样描述的：精神障碍是指个体发生的具有诊断意义的行为或心理症状群或症状类型，伴有当前的痛苦烦恼（例如令人痛苦的症状）或功能不良（即在某一个或一个以上重要方面的功能缺损），或较多伴有明显的发生死亡、痛苦、功能不良或丧失自由的风险。而且，这种症状群或症状类型不是对某事件的可期望、文化背景所认可的心理反应，例如对所爱者死亡的心理反应。

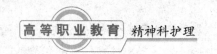

精神障碍的病因十分复杂，尚未完全阐明。迄今研究证实，没有单一的原因可解释精神障碍的发病，也无法提供精准的防治策略。精神障碍的发病，具有生物学基础，但病因包括生物学、心理学、社会学等多方面的综合因素，这些因素相互影响，相互关联，相互作用，使发病原因变得错综复杂。

一、生物学因素

生物学因素中，解剖生理学、分子生物学、遗传学，以及性别、种族、年龄等，都是重要的相关要素。

（一）神经基础

1. 神经生理基础　现代神经科学证明，脑是产生精神活动的器官，由神经系统构成。神经细胞是神经系统的结构和功能单位，也称神经元。神经元突触彼此连接，形成复杂的神经通路和网络，将化学信号或电信号从一个神经元传给另一个神经元，使神经系统产生感觉和调节其他系统的活动，以适应内外环境的瞬息变化。正常的大脑神经功能产生正常的精神活动，异常的大脑功能与结构可导致异常的精神活动。

2. 神经生化基础　神经元的信息传递是行使脑功能的基础，而这种信息传递涉及多种具有特殊神经功能的蛋白质（如受体、离子通道、信使蛋白等）及多种具有调节功能的化学物质（如中枢神经递质）。各种信息传递物和传递过程的异常，可以造成大脑功能的异常，从而导致精神活动和行为活动的异常。

免疫系统从易感素质和发病诱因两方面对精神障碍的发生起中介作用，而神经内分泌因素通过免疫反应参与心理变化，从而对精神障碍的发生产生影响。现已证实，情感性精神障碍、精神分裂症、阿尔茨海默病、酒精中毒等重性精神疾病都可能出现免疫功能的异常。

（二）遗传学基础

许多精神障碍具有遗传性。目前认为，绝大多数的精神障碍属多基因遗传病，是基因将疾病的易感性从父代传给子代。多个基因的相互作用增加疾病的危险性，但单个基因仅起微弱的致病作用，所以，与单基因遗传不同的是，遗传者表现的只是一种患病倾向或患病素质，在某种后天因素（环境因素）影响下发病。

多种精神障碍的家族聚集性研究结果表明，与遗传因素有肯定关系的精神障碍有精神分裂症、情感性精神障碍、神经性厌食症、惊恐障碍、儿童多动症、儿童孤独症等。国内外许多学者对精神障碍患者进行过家系调查，发现其近亲的患病率比一般居民高，且血缘关系越近，患病率越高。早期遗传因素在环境因素影响下，神经发育异常和精神活动失衡，后期在环境因素影响下导致脑功能失调，出现精神障碍，最后形成神经退行性改变，进入慢性状态。

遗传因素对某些精神障碍的发生起着重要作用，但遗传性能否显现，还需要通过病前和发病时社会环境等因素对患者的影响来决定。

（三）性别、年龄因素

性别与年龄不同，机体的发育、生理功能、代谢水平、心理活动、社会分工不同，接收到的生理压力、社会环境压力和心理压力也不同。

1. 性别　有些精神疾病男女性别比例有明显差异。女性的抑郁症、焦虑症、神经性厌食症、癔症等发病率高。另外，女性的一生生理过程变化很大，突出表现在性腺内分泌方面，如青春期、月经期、妊娠期、分娩期、哺乳期、更年期，各具有不同的生理特点，内分泌变化可引起体内代谢紊乱，脑功能失调，从而出现精神症状，临床常见的有与月经周期相关的周期性精神障碍、产后精神障碍及更年期精神障碍等。男性则容易出现注意缺陷多动障碍、某些人格障碍（反社会型、冲动型、强迫型）、酒瘾、药物依赖等，特别是毒品的流入，危害之大，极需重视。另外，男性患颅脑外伤、动脉硬化、性病的机会较女性多，这些疾病也易导致精神障碍。性别与精神疾病的关系其机制目前并不清楚，可能与性激素、社会心理因素等有关。

2. 年龄　不同的年龄可发生不同的精神障碍，如儿童和青少年期常见的精神障碍是精神发育迟滞、儿童孤独症、儿童多动症、品行与行为障碍；青春期易发生神经衰弱、恐惧症、精神分裂症等；中年期易发生抑郁症、焦虑症等；老年期则多发生阿尔茨海默病、血管性痴呆等。有些精神障碍在不同年龄发病率也不同，如有调查资料显示，神经症的总患病率为 2.2%，以 40 ~ 44 岁年龄段患病率最高，但初发年龄多为 20 ~ 29 岁年龄段。

二、社会心理因素

（一）气质与人格

1. 气质　气质（temperament）是表现在心理活动的强度、速度、灵活性与指向性等方面的一种稳定的心理特征。人的气质差异是先天形成的，受神经系统活动过程的特性所制约，是由人的高级神经活动类型决定的。孩子刚一出生时，最先表现出来的差异就是气质差异，有的孩子爱哭好动，有的孩子平稳安静。它与日常生活中人们所说的"脾气""性格""性情"等含义相近。古希腊医生希波克拉底认为，人体内有 4 种体液：血液、黏液、黄胆汁和黑胆汁。根据人体内这 4 种体液的不同混合比例，将人的气质划分为 4 种不同类型：胆汁质（兴奋型）、多血质（活泼型）、黏液质（安静型）和抑郁质（抑制型）。

人的气质类型可以通过一些方法加以测定，但完全属于某一种类型的人很少，多数人是介于各类型之间的中间类型，即混合型，如胆汁 – 多血质、多血 – 黏液质等。

气质的维度包括心理活动的速度（如语言、感知及思维的速度等）、强度（如情绪体

11

验的强弱、意志的强弱等）、稳定性（如注意力集中时间的长短等）和指向性（如内向性、外向性）。

气质本身不是致病因素，亦无优劣好坏之分。

2. 人格 人格即是指人的个性，是个体在先天生理素质的基础上，在一定社会历史条件下，通过社会交往而逐渐形成和发展起来的相对稳定的心理特征总和。气质是人格的重要组成部分，是人格中的先天倾向，使人格具有较强的稳定性特征。人格具有独特性、稳定性、统合性、功能性，在不同时间、地域下影响着人的内隐和外显的心理特征和行为模式。

精神障碍的发生与个体的人格、个性特征密切相关，不同性格特征的个体易罹患不同的精神疾病。对人格和气质的研究显示，神经质易出现焦虑和抑郁，具有回避、依赖、冲动等人格特征，容易与心境障碍关联。研究发现，50%～60%的精神分裂症患者病前具有敏感、多疑、好幻想等性格特征。

（二）社会文化因素

社会是人类存在和发展的必然条件，人的一生与社会有着千丝万缕的联系。自然环境（如大气污染、噪音、生存空间狭小等）、社会环境（如社会动荡、社会变革、民不聊生、人际关系紧张等）、家庭环境（如父母早亡、父母离异、经济条件差、夫妻感情不和等）、移民（尤其是移民到另一个国家）等，均可能增加精神压力，诱发精神疾病。不同的民族文化、社会风俗、宗教信仰也都可能影响人的精神活动而诱发疾病或使发生的精神疾病打上文化的烙印，如某些精神障碍只见于某些特定的民族、文化或地域中。精神障碍的表现受社会各阶层特征（如社会地位、职业的稳定性、受教育程度等）的影响明显，如：来自农村的精神分裂症患者，妄想与幻觉的内容多简单、贫乏，常与迷信等内容有关；来自城市的患者，妄想与幻觉的内容常与电波、电子、卫星等现代生活的内容有关。精神活性物质所致精神障碍与社会因素的关系更为密切，如制毒、贩毒、吸毒已成为当今的一大社会问题，酒瘾与"酒文化"有关等。

（三）精神应激因素

精神应激通常是指生活中某些事件引起个体精神紧张和感到难于应付而造成的心理压力。任何个体都不可避免地会遇到各种各样的生活事件，这些生活事件常常是导致个体产生应激反应的应激源。应激源来自恋爱婚姻及家庭问题、职业（学业）问题、社会环境因素和个人特殊境遇4个方面。其中恋爱婚姻及家庭问题、学校与工作场所中的人际困扰是应激的主要来源，如失恋、夫妻感情不和、经济困难、子女不服管教、辍学、离休退职、人际关系紧张等，这些慢性持久的精神刺激，常可促发神经症、心因性精神障碍或诱发器质性与功能性精神障碍，如精神分裂症、情感性精神障碍等。所谓的"天灾人祸"，如地震、火灾、洪水、空难、战争等，个人的意外境遇如亲人突然死亡、经济破产、被强奸、被抢劫、患不治之症等，这些强烈而急剧的应激事件可直接致病，导致癔症发作或与急性应激有关的精神障碍发生，如急性应激障碍和创伤后应激障碍。

总之，生物学因素、心理因素和社会因素在精神障碍的发病过程中共同起作用，只不过在不同的精神障碍中，起主导作用的致病因素有所不同。如精神分裂症，起主导作用的致病因素为遗传、性格特征等因素；神经症、心因性精神障碍则是心理社会因素起着重要的影响。临床分析精神障碍患者的病因时应注意综合考虑。

第二节　精神障碍的分类

医学各科对疾病的诊断与分类遵循的基本原则是依照病因、病理改变进行的。但实际工作中，绝大多数精神障碍的病因、病理改变尚不清楚，无法贯彻病因学分类的原则，只能根据精神症状和已拟定的诊断标准进行分门别类。

目前，国际上影响最大且为许多国家所采用的精神障碍分类系统有世界卫生组织（WHO）《国际疾病分类》第 10 版（ICD-10）中的第五章和美国精神病学会（APA）《精神障碍诊断和统计手册》第 4 版（DSM-Ⅳ）。按照《国际疾病分类》第 10 版（ICD-10）的方法，结合国内实际情况，我国自制了一套精神疾病分类与诊断标准，现行的是 2001 年出版的《中国精神障碍分类与诊断标准》第 3 版（CCMD-3）。

一、国际精神障碍分类系统

世界卫生组织公布的《疾病和有关健康问题的国际统计分类》（International Statistical Classification of Diseases and Related Health Problems，ICD），简称《国际疾病分类》，包括各科疾病。1992 年出版的第 10 版（ICD-10）中的第五章，是关于精神与行为障碍的分类，为欧亚多数国家采用。

ICD-10 第五章主要分类类别如下：

F00 ～ F09：器质性（包括症状性）精神障碍。

F10 ～ F19：使用精神活性物质引起的精神和行为障碍。

F20 ～ F29：精神分裂症、分裂型障碍和妄想性障碍。

F30 ～ F39：心境（情感性）障碍。

F40 ～ F49：神经症性、应激相关及躯体形式的障碍。

F50 ～ F59：与生理紊乱和躯体因素有关的行为综合征。

F60 ～ F69：成人的人格和行为障碍。

F70 ～ F79：精神发育迟滞。

F80 ～ F89：心理发育障碍。

F90 ～ F98：通常起病于童年与青少年期的行为和情绪障碍。

F99：待分类的精神障碍。

二、美国精神障碍分类系统

美国精神病学会制订的《精神障碍诊断与统计手册》（Diagnostic and Statistical Manual of Mental Disorders，DSM），1994 年出版了第 4 版（DSM- Ⅳ）。DSM- Ⅳ 将精神障碍分为十七大类。

1. 通常在儿童和少年期首次诊断的障碍。

2. 谵妄、痴呆、遗忘及其他认知障碍。

3. 由躯体情况引起并未在他处提及的精神障碍。

4. 与成瘾物质有关的障碍。

5. 精神分裂症及其他精神病性障碍。

6. 心境障碍。

7. 焦虑障碍（包括应激障碍）。

8. 躯体形式障碍。

9. 扮演障碍。

10. 解离障碍。

11. 性及性身份障碍。

12. 进食障碍。

13. 睡眠障碍。

14. 未在他处分类的冲动控制障碍。

15. 适应障碍。

16. 人格障碍。

17. 可能成为临床注意焦点的其他情况。

三、中国精神障碍分类系统

《中国精神障碍分类与诊断标准》（Chinese Classification and Diagnostic Criteria of Mental Disorders，CCMD）第 3 版（CCMD-3）将精神障碍分为十大类。

0. 器质性精神障碍（包括症状性精神障碍）。

1. 精神活性物质或非成瘾物质所致精神障碍。

2. 精神分裂症和其他精神病性障碍。

3. 心境障碍（情感性精神障碍）。

4. 癔症、应激相关障碍、神经症。

5. 心理因素相关生理障碍。

6. 人格障碍、习惯和冲动控制障碍、性心理障碍。

7. 精神发育迟滞与童年和少年期心理发育障碍。

8. 童年和少年期的多动障碍、品行障碍、情绪障碍。

9. 其他精神障碍和心理卫生情况。

复习思考

一、选择题

A1 型题（单项型选择题）

1. 在精神障碍的病因中起着非常重要作用的是（　　）

A. 遗传因素　　　B. 心理素质　　　C. 身体素质　　　D. 移民因素　　　E. 社会因素

2. 精神障碍的分类原则是依据（　　）

A. 发病　　　　B. 病因　　　　C. 诱因　　　　D. 性格特点　　　E. 临床表现

二、名词解释

遗传度　应激源

三、简答题

1. 精神障碍的致病因素有哪些？

2. 临床上对精神障碍如何分类？

扫一扫，知答案

扫一扫，看课件

第 三 章

精神障碍症状学

【学习目标】

1. 掌握精神症状的概念及常见的精神症状。
2. 熟悉精神症状的分类、常见精神症状的临床表现及其诊断意义。
3. 了解识别常见的精神障碍综合征。

案例导入

王女士，35 岁，半年前母亲突然病故，此后失眠，情绪低沉，不愿与人交往。近 3 个月来独处时常听见有人对她讲话，说母亲病故与某人有关，故多次给公安机关写信反映母亲被害之事，后来又感觉到自己的思维、情感不由自己支配，自己的想法还未说出已尽人皆知，常独自哭泣。

请问：1. 王女士可能出现的精神症状有哪些？

2. 根据这些精神症状，王女士可能的医疗诊断是什么？

第一节 概 述

一、精神症状的概念

精神症状（mental symptom）是指异常的精神活动通过个体的外显行为如言谈、书写、表情、动作行为等表现出来。研究精神症状及其产生机制的学科称为精神障碍症状学，又称精神病理学。在精神科临床工作中，精神障碍症状在诊断、治疗和护理中的地位更加重要，由于目前对精神障碍的病因和发病机制还没有更深入的认识，所以精神障碍的诊断和分类主要依据是症状学的特点。因此，学习正确识别和分析精神障碍的症状，在临床护理工作中有非常重要的意义。

二、精神症状的特征

每一种精神症状均有其明确的定义，并具有以下特点。

1. 不可控　症状的出现不受患者意识的控制。

2. 持久性　症状一旦出现，难以通过转移令其消失。

3. 不相称　症状的内容与周围客观环境不相称。

4. 危害性　症状多带给患者痛苦的体验和不同程度的社会功能损害。

三、精神症状的分析方法

判定某一种精神活动是否正常，一般应从三个方面对比分析。

1. 纵向比较　即与其过去一贯表现相比较，精神状态的改变是否明显。

2. 横向比较　即与大多数正常人的精神状态相比较，差别是否明显，持续时间是否超出了一般限度。

3. 分析判断　应注意结合当事人的心理背景和当时的处境进行具体分析和判断。

异常的精神活动是一个复杂的过程，而且个体差异很大。精神症状的表现受以下因素的影响：①个体因素，如性别、年龄、文化程度、躯体状况及人格特征均可使某一症状表现得不典型。②环境因素，如个人的生活经历、目前的社会地位、文化背景等都可能影响患者的症状表现。因此，在评估症状时须考虑上述因素的影响，以便对具体情况作具体分析。

第二节　常见的精神症状

一、感知觉障碍

（一）感觉障碍

感觉（sensation）是大脑对直接作用于感觉器官的客观事物个别属性的反映，如某物体的颜色、大小、气味、冷热、软硬等个体属性。常见的感觉障碍有以下几种。

1. 感觉过敏（hyperesthesia）　是由于感觉阈值降低导致机体对外界一般强度的刺激感受性增强。如感到室内灯光特别刺眼、正常的关门声特别震耳、轻触皮肤感到疼痛难忍等，多见于神经症、癔症、更年期综合征等。

2. 感觉减退（hypoesthesia）　是由于感觉阈值升高导致机体对外界一般强度的刺激感

受性降低，严重时完全不能感知，称为感觉消失（anesthesia）。如强烈的刺激只有轻微的感觉，多见于抑郁状态、木僵状态、癔症、意识障碍等。感觉消失见于癔症。

3. 感觉倒错（paraesthesia） 对外界刺激产生不同于正常人或相反的异常感觉，如对冷刺激产生热的感觉、用棉絮轻触皮肤却感觉麻木或疼痛感觉，多见于癔症。

4. 内感性不适（体感异常，senestopathia） 是躯体内部产生的各种不舒适或难以忍受的异样感觉，如牵拉、挤压、游走、蚁爬感等。其特点是患者不能明确指出不适的具体部位，可继发疑病观念，此特点应注意与知觉障碍的内脏性幻觉相区别，多见于神经症、精神分裂症、颅脑损伤后所致精神障碍、抑郁状态等。

（二）知觉障碍

知觉（perception）是客观事物的各种属性作为一个整体的综合映像在头脑中的反映。如看到一个红苹果，红苹果就是一个知觉，它是对红色、圆形、质硬等个别属性综合后形成的整体映像。知觉障碍主要包括错觉、幻觉和感知觉综合障碍。

1. 错觉（illusion） 是对客观事物的歪曲知觉，以错听和错视最常见。正常人在昏暗的光线下、恐惧、暗示的心理状态下，也可以产生生理性错觉，但这种错觉是偶然出现的，经过验证，可很快纠正和消除。例如"杯弓蛇影""风声鹤唳""草木皆兵"等。病理性错觉常在意识障碍时出现，带有恐怖色彩。如谵妄状态患者把输液瓶上的标签看成是爬动的蜈蚣，把护士手里的针管看成是手术刀等。

2. 幻觉（hallucination） 指在缺乏现实刺激作用于感官时发生的虚幻的知觉体验。也就是某种事物不存在，但患者却能感知其存在的体验。幻觉是精神障碍患者常见而重要的精神症状，常与妄想合并存在。

（1）根据知觉体验所涉及的感官分为幻听、幻视、幻嗅、幻味、幻触、内脏幻觉。

①幻听（auditory hallucination）：是临床上最常见的幻觉。患者可听到单调的或复杂的声音。根据幻听的结构性质可分为言语性幻听和非言语性幻听。非言语性幻听属原始性幻听，如机器轰鸣声、流水声、鸟叫声，多见于脑局灶性病变。

幻听最多见的是言语性幻听，具有诊断意义。言语性幻听声音常比较清晰，可以是个别人也可以是一群人进行谈论，内容复杂多样而不易理解，通常是对患者的斥责、讽刺、嘲笑、赞扬、命令、辱骂等。言语性幻听最常见于精神分裂症。

②幻视（visual hallucination）：也是常见的幻觉形式。幻视内容多种多样，从单调的光、色、各种形象到人物、景象、场面等。在意识障碍时，幻视多为生动鲜明的形象，并常具有恐怖性质，多见于躯体疾病伴发精神障碍的谵妄状态。意识清晰状态时出现的幻视常见于精神分裂症。

③幻嗅（olfactory hallucination）：患者可闻到一些难闻的、让人不愉快的气味，如腐败的尸体气味、化学物品烧焦味、浓烈刺鼻让人窒息的气味及躯体内发出的臭味等。患者

坚信所闻到的气味是坏人故意施放的，因而会加强被害妄想，多见于精神分裂症。单一出现的幻嗅，需考虑颞叶癫痫和颞叶器质性损害。

④幻味（gustatory hallucination）：常和其他的幻觉妄想合并出现。如患者尝到食物内有某种特殊或奇怪的味道，因而拒食，常继发于被害妄想，主要见于精神分裂症。

⑤幻触（tactile hallucination）：也称皮肤与黏膜幻觉。患者感到皮肤或黏膜上有某种异常的感觉，如刀刺感、虫爬感、麻木感等，也可有性接触感，可见于精神分裂症或器质性精神障碍。

⑥内脏幻觉（visceral hallucination）：也称本体幻觉。患者感到躯体某一固定部位或某一脏器产生异常体验，并能清楚准确地描述这类体验的感受，如感到自己躯体内出现肠扭转、肺扇动、肝破裂、心脏穿孔等。常与虚无妄想、疑病妄想或被害妄想伴随出现，见于精神分裂症、抑郁发作等。

（1）按照幻觉体验的来源分为真性幻觉和假性幻觉。

①真性幻觉（genuine hallucination）：患者体验到的幻觉形象鲜明，如同外界客观事物形象一样，存在于外部客观空间，是通过感觉器官而获得的。患者常叙述这是亲眼看到的、亲耳听到的，因而常常坚信不疑，并对幻觉做出相应的情感与行为反应。

②假性幻觉（pseudo hallucination）：产生于患者的主观空间，不需要通过感觉器官获得，幻觉形象较真性幻觉模糊，不够鲜明生动。患者往往描述为脑子里听到的声音，捂住耳朵也能听到，或者不用眼睛就能看到脑袋里有人像等。虽然假性幻觉的形象与一般知觉不同，但是患者却往往非常肯定地认为的确是听到了或看到了，因而对此坚信不疑。临床上假性幻觉较真性幻觉少见。

3. 感知觉综合障碍 感知觉综合障碍（psychosensory disturbance）指对事物的整体感知是正确的，但对个别属性，如形状、颜色、大小、距离等产生了歪曲的知觉。临床常见的类型有以下几种。

（1）视物变形症（metamorphopsia） 患者感到周围的人或物体在大小、形状、颜色和体积等方面发生了变化。看到物体的形象比实际增大称为视物显大症（macropsia），视物比实际缩小称为视物显小症（micropsia）。

（2）空间知觉障碍 患者感到周围事物的距离发生改变，似乎变得接近了或离远了，如视物显近、视物显远。

（3）时间感知综合障碍 患者对时间的快慢出现不正确的知觉体验。如感到时间在飞逝，似乎身处于"时空隧道"之中，外界事物的变化异乎寻常得快；或者感到时间凝固了，岁月不再流逝。

（4）非真实感 患者感到周围事物和环境变得不真实，犹如隔了窗纱看事物，感到周围的一切影像变得不清晰、不鲜明、不生动。例如患者说："我感到周围的东西似乎都变化了，好像隔了一层纱。"多见于神经症、精神分裂症和中毒性或颅脑创伤伴发的精神障碍等。

（5）自身体形感知综合障碍　患者感到自己的躯体或个别部分发生了明显的改变。如感到自己的额头一边高、一边低，因而不断地照镜子，称为窥镜症。

二、思维障碍

思维（thinking）是人脑对客观事物间接和概括的反映，是人类认知活动的高级阶段。它是由感知所获得的材料，经过大脑的分析、比较、综合、抽象和概括而形成概念（conception），在概念的基础上进行判断和推理的过程。思维障碍临床表现多种多样，主要包括思维形式障碍和思维内容障碍两大类。

（一）思维形式障碍

思维形式障碍（disorders of the thinking form）包括思维联想障碍和思维逻辑障碍，主要有以下几种。

1. 思维奔逸（flight of thought）　又称观念飘忽。表现为联想数量增多、速度加快、内容丰富生动，说话滔滔不绝，出口成章，口若悬河。患者自诉脑子反应快，特别灵活，变得聪明。话题极易随环境的变化而快速转换（随境转移），也可出现音联意联。多见于躁狂发作。

【案例】

男，32岁，躁狂症。

医生在检查患者时，问他："看样子你今天很高兴？"患者马上说："我当然很高兴，因为我很聪明，有用不尽的才华。我给你作诗一首吧：白衣战士为人民，人民当家做主人，救人治病是楷模，个个都是好医生……"一会儿看到护士进来，马上话题一转："你是日本人，我最恨日本人了……"

2. 思维迟缓（inhibition of thought）　是指联想抑制。联想困难、速度减慢、数量减少。表现为言语缓慢，话少声低，反应迟缓。患者感觉脑袋生锈，思考困难，自诉"脑子不灵了"，并为此苦恼、着急，但思维内容能够正确反映现实。多见于抑郁发作。

3. 思维散漫（looseness of thought）　也称思维松弛，指思维的目的性、连贯性和逻辑性障碍。思维活动缺乏主题，东拉西扯，让听者难以理解，不知所云，致使交谈困难。见于精神分裂症早期，严重时出现思维破裂。

【案例】

女，31岁，精神分裂症。

患者给丈夫回信："你好！很久不见，冰天雪地，春暖花开了，身体健康吗？应该努力学习和工作，我住院看电影，孩子还未进学校吧？汽车在公路上前进……"

4. 思维破裂（splitting of thought） 指在意识清楚的情况下，患者思维联想过程破裂，缺乏内在意义上的连贯性和逻辑性，严重时言语支离破碎，成了词的杂乱堆积（语词杂拌）。如医生问患者："你叫什么名字？"患者答："我妈叫我来的，冻死空气，你滚掉，睡觉，水流哗哗响，人们都兴高采烈……"患者丝毫不察觉其错误，或给予更荒谬的解释。思维破裂见于精神分裂症，是具有特征性的思维障碍之一。

5. 思维贫乏（poverty of thought） 思维内容减少，词汇贫乏。表现为缺少主动性语言，词穷句短，多为被动、简单的回答，类似电报式语言，如回答"是""不知道"等，常伴情感淡漠，意志缺乏，构成精神分裂症的三项基本症状，也见于脑器质性精神障碍及精神发育迟滞。

6. 病理性赘述（circumstantiality） 即思路障碍，思维活动停滞不前，迂回曲折，联想枝节过多，做不必要的过分详尽的累赘的描述，即使在提醒患者注意简明扼要的前提下，也无法使他讲得扼要一点，但最终也能达到预期目的。常见于癫痫、脑器质性及老年性精神障碍。

【案例】

男，45岁，癫痫性精神障碍。

医生询问患者："腿为何行动不便？"患者答："我家住在山区，那个地方在新中国成立前可苦了，我父母双亡，有一个哥哥在外地当兵，山区不方便，没有交通工具，可我在那里已经住得很习惯了，小时候上学和伙伴们三三两两一起，都是唱着歌曲，不小心从山崖上掉下来了，腿骨折了，慢慢就成了现在这个样子……"

7. 思维中断（blocking of thought）和思维被夺（thought deprivation） 思维中断又称思维阻滞，在无意识障碍、无外界干扰的情况下，患者思维过程突然中断。表现为说话时突然停顿，片刻之后谈话恢复，但往往主题已不是原来的内容。若患者有当时的思维被某种外力抽走的感觉，则称作思维被夺。二者均为诊断精神分裂症的重要症状。

【案例】

男，25岁，精神分裂症。

在医生查房时，患者正在说："吃药后感觉好了一些，只是……"话还没说完，患者突然愣住了，约一分钟后缓过神来，继续说："我对工作不太满意，出院后我准备换个工作。"

8. 思维插入（thought insertion）和强制性思维（forced thinking） 指患者在思维过程中感到脑子里插入了别人的思想，不受自己意志支配。若患者体验到强制进入的思想是大量涌现，称为强制性思维（思维云集）。插入的内容往往杂乱无章，且出乎患者意料之外，并迅速消失，对诊断精神分裂症有重要意义。

【案例】

男，31岁，精神分裂症偏执型。

患者诉说："脑子很乱，自己怎么也控制不了自己，思想太乱了，想的事毫无意义，毫无系统，由东到西，由西到东，一件事刚想一点，又出现另外的事。"

强制性思维可与思维中断相交替出现。

9. 思维扩散（diffusion of thought）和思维被广播（thought broadcasting） 患者体验到自己的思想一出现，即尽人皆知，毫无隐私可言，感到自己的思想与人共享，为思维扩散。如果认为自己的思想通过广播而扩散出去，称为思维被广播。二者均为诊断精神分裂症的重要症状。

10. 思维化声（thought hearing）和思维鸣响 患者思考时体验到自己的思维同时变成了言语声，自己和他人均能听到。例如，患者想喝水即出现"喝水！喝水！"的声音。如果患者体验声音来自心灵之中或脑内为思维化声，如果体验声音来自外界为思维鸣响。常见于精神分裂症。

11. 病理象征性思维（symbolic thinking） 属于概念混淆，以无关的具体概念代替某一抽象概念，替代后不经患者解释，旁人无法理解。例如把衣服反穿解释为"表里如一"，抱着氧气瓶说是"与工人阶级相结合"。多见于精神分裂症。

12. 语词新作（neologism） 患者自创一些符号、文字或图形，并赋予特殊的概念，如用"％"代表夫妻离婚、用"犭市"代表狼心狗肺。多见于精神分裂症青春型。

13. 逻辑倒错性思维（paralogism thinking） 主要特点为推理缺乏逻辑性，既无前提也无根据，或因果倒置，让人感到离奇古怪，违反常理。

【案例】

男，24岁，精神分裂症。

医生询问患者："为何不吃肉？"患者解释道："人是由动物进化来的，肉是动物的尸体，所以我不能吃自己的尸体……"

（二）思维内容障碍

思维内容障碍（disorders of the thinking content）包括妄想、强迫观念或强迫性思维和超价观念。

1. 妄想（delusion） 是患者在意识清晰状态下出现的病理性歪曲信念，是病态的推理和判断。特点是既没有事实依据，但患者却坚信不疑，难以说服；也不能以亲身体验和经历加以纠正。妄想的内容均涉及患者本人，与个人利害有关；常有浓厚的时代背景色彩，内容因文化背景和个人经历而有所不同。

按妄想发生的背景可分为原发性妄想（primary delusion）和继发性妄想（secondary delusion）。①原发性妄想是突然发生，内容不可理解，找不到任何心理原因的妄想。原发性妄想多见于急性起病的精神分裂症，是重要的诊断依据。②继发性妄想是指继发于其他心理过程障碍的妄想，如继发于错觉、幻觉、情绪低落或高涨时出现的妄想，或在某些妄想基础上产生另一种妄想等。继发性妄想见于多种精神障碍。

按妄想涉及的内容分为以下几种。

（1）被害妄想（delusion of persecution）　临床上最常见的妄想，患者无中生有地坚信自己被某人或某个集团进行了跟踪、监视、诽谤、陷害，对自己或者家人产生了威胁和伤害。常见于精神分裂症偏执型。

【案例】

男，45岁，精神分裂症偏执型。

患者4年前开始觉得脑子不好，注意力不集中，常失眠。他认为这是别人"暗害"自己的结果。妻子或别人搬动花盆、家具等动作，患者认为是故意刺激他。吃饭发现筷子上有个黑点，就认为是有人放毒，还认为有人在饭里放了"原子粉"。患者虽然没见过什么是"原子粉"，但饭后感到胃里难受、头背发麻、发凉，即认为是"原子粉"的作用。

（2）关系妄想　又称牵连观念。患者将环境中与他无关的事物都认为与本人有关。例如坚信周围人的谈话内容是针对他，甚至广播、报纸上的文章，都是别有用心地对他做的，常与被害妄想交织在一起。见于精神分裂症。

【案例】

女，40岁，精神分裂症偏执型。

患者住院病情好转后，对医生描述当时的情况："我每次进到班级，还没坐好，就看见几个同学在议论我，虽然听不清她们说的内容，但我相信她们是在说我，并且指桑骂槐、讽刺我，我哭了，她们来问我哪里不舒服，我认为她们是故意在嘲笑我。在过马路时，看见马路上写的标语'不能让小孩过马路'，我认为就是针对我说的。"

（3）夸大妄想　多发生在情绪高涨的背景中，患者对自己各方面的能力均给予过高的评价。如认为自己是伟大的发明家，有至高无上的权利和大量的财富，是名人后裔等。内容常受患者生活环境、文化及经历的影响而不同。多见于躁狂发作和精神分裂症。

【案例】

男，32岁，躁狂发作。

患者称自己最帅，有好多女朋友，家产超过十亿，不仅有钱，并且有非凡的智力，完全可以胜任国家领导人的职务，国家主席和重要的领导都接见过他。

（4）罪恶妄想（delusion of guilt） 又称自罪妄想，患者毫无根据地坚信自己犯了某种了严重的错误和罪行，且不可饶恕、死有余辜，应受到严厉的惩罚。因而多次到公安机关自首，要求劳动改造，或认为罪孽深重甚至要求立即执行死刑，但又说不出自己犯罪的内容。多见于抑郁发作和精神分裂症。

【案例】

女，38岁，抑郁症。

患者面容愁苦，表现得非常悲伤难过，对医生说："让我去死吧！我应该为自己的过错遭受惩罚，我妈妈就是因为我没有照顾好而去世的，我已经没脸活着了。"

（5）疑病妄想（hypochondriacal delusion） 患者毫无根据地坚信自己患了某种严重疾病或不治之症，四处求医，即使通过一系列的详细检查和医学验证也不能纠正。此类妄想可在幻触或内感性不适的基础上产生。多见于精神分裂症、更年期及老年期精神障碍。

【案例】

女，32岁，精神分裂症。

患者于1953年3月因感腹内不适，做了针灸治疗。当时针刺有疼痛，患者觉得"筋断了"，以后经常为此着急。同年产后症状加重，感到体内"许多肌肉都断裂，并掉进肚子里去了"，"有些筋已经在肚子里烂了"。从此，整天卧床不起，饮食、大小便都需要母亲照顾。患者还"感觉血从血管里流出来了"，因此，"全身肌肉都发干了"，自称"全身只有一层皮包着"。不久，患者又感觉头部肌肉也"断裂"了，因此不能转头和抬头。

（6）钟情妄想（delusion of love） 患者坚信某异性对自己产生了爱情，因此会采取相应的行为去追求对方，即使遭到对方严词拒绝，也深信不疑，而认为对方在考验自己对爱情的忠诚，仍旧反复纠缠。多见于精神分裂症。

【案例】

女，21岁，精神分裂症。

患者坚称某男邻居爱上了自己，因为有天下着雨，在回家的路上，那位男邻居给她打着雨伞，默默无言，而且心心相印，一路把她送回家，浪漫之极，那确定无疑是爱。当患者的父母劝其说那位男邻居是有妇之夫时，患者不以为然地说："他会离婚来娶我的，我等他！"

（7）嫉妒妄想（delusion of jealousy） 患者在没有任何事实根据的情况下坚信自己的

配偶有外遇。因此采取跟踪、监视配偶、私自查看配偶的信息、检查配偶的衣服等方式寻找对方出轨的证据，甚至出现伤害配偶的行为。多见于精神分裂症、老年痴呆症等。

【案例】

女，35 岁，精神分裂症偏执型。

患者夫妻感情一直很好，但近半年来坚信丈夫有外遇，认为他和单位里的同事有染，丈夫一出门就尾随其后，有时到丈夫单位查看，看到丈夫和女同事谈话，就非常气愤，认为他们在谈情说爱；后来也怀疑丈夫和自己的母亲有暧昧关系，虽然找不到证据，但坚信自己的爱人不忠。

（8）物理影响妄想（delusion of physical influence） 也称被控制妄想。患者觉得自己的精神活动（言语、思维、情感、意志行为等）受到某种外界力量的干扰、控制、操纵（如电脑、电磁波等），或认为有外力刺激自己的躯体，产生种种不舒服的感觉，甚至认为自己血压、呼吸、睡眠等都是受外力操纵或控制的。多见于精神分裂症。

【案例】

男，30 岁，精神分裂症偏执型。

患者常常觉得自己不能自由控制本人的思想活动，如突然感到必须赶快往外跑，或者马上出城等。但为什么要这样做，患者自己也莫明其妙。有时，患者感到四肢的活动是不由自己支配的，深信有人在控制、操纵他，并且肯定在科学很发达的现在，人家这样做是完全可能的，但究竟是谁用用什么方法，他还不知道。

（9）思维被洞悉感（experience of being revealed） 又称内心被揭露、读心症（mind reading）。患者认为自己心中所想的事，未经语言文字表达就被人知道了。虽然患者不能描述别人是通过什么方式知道的，但确信已经人尽皆知。该症状常与关系妄想或其他幻觉等同时存在，对诊断精神分裂症具有重要意义。

【案例】

女，21 岁。

患者认为有人在她身上安装了特殊装置，她想的事情，别人都知道："这是因为我身上的电波把脑子里想的事告诉了别人；我心里想那个人真坏，他就用不满的眼光看我。"

2. 强迫观念（obsessive idea）或强迫性思维 指在患者脑中反复出现的某一概念或相同内容的思维，明知没有必要，但又无法摆脱，包括：①反复回忆（强迫性回忆）；②反复思索无意义的问题（强迫性穷思竭虑）；③脑中总是出现一些对立的思想（强迫性对立思维）；④总是怀疑自己的行动是否正确（强迫性怀疑）；⑤反复联想一系列不会发生的不幸事件（强迫联想）。强迫性思维常伴有强迫动作，见于强迫症。

3. 超价观念（overvalued idea） 是指由某种强烈情绪加强了的，并在意识中占主导地位的观念。其发生一般均有事实根据，由于有强烈的情感色彩，患者对某些事实做出超过寻常的评价，因而明显地影响患者的行为。超价观念的形成有一定的性格基础和现实基础，内容与切身利益有关，比较符合客观实际，往往出于强烈的情感需要。如坚信已故子女并未死去的观念等，多见于人格障碍和心因性障碍。

三、注意障碍

注意（attention）是指个体的心理活动集中地指向于一定对象的过程。注意的指向性表现出人的心理活动具有选择性和保持性。注意的集中性使注意的对象鲜明和清晰。注意过程与感知觉、记忆、思维和意识等活动密切相关。

注意分为被动注意和主动注意。主动注意又称随意注意，是由外界刺激引起的定向反射。需要主观努力才能完成，与个人的思想、情感、兴趣和既往体验有关。被动注意也称不随意注意，是由外界刺激被动引起的注意，不需要主观努力，没有自觉的目标，如听到飞机轰鸣声就会抬头看天空。通常所谓的注意是指主动注意而言。常见的注意障碍有以下几种。

1. 注意增强（hyperprosexia） 为主动注意增强，如存在被害妄想的患者过分注意别人的一举一动和周围环境。

2. 注意减弱（hypoprosexia） 为主动及被动注意的兴奋性减弱，注意的广度缩小，稳定性也显著下降。多见于神经衰弱、脑器质性精神障碍。

3. 注意涣散（aprosexia） 为主动注意力不集中。如即使看了很长时间的书，也像没读过一样，不知所云。多见于神经衰弱、精神分裂症及儿童多动综合征。

4. 注意转移（transference of attention） 主要表现为被动注意的显著增强而使主动注意不能持久，注意稳定性降低，很容易受外界环境的影响而便注意对象不断转换。可见于躁狂发作。

5. 注意狭窄（narrowing of attention） 指注意范围显著缩小，当注意集中于某一事物时，不能再注意与之有关的其他事物。见于意识障碍或智能障碍。

四、记忆障碍

记忆（memory）是在感知觉和思维基础上建立起来的精神活动，是既往事物和经验在头脑中的表现，包括识记、保持、认知（再认）和回忆（再现）4个过程。常见的记忆障碍有以下几种。

1. 记忆增强（hypermnesia） 是病理性记忆增强，表现为病前不能回忆且不重要的事能回忆起来。多见于躁狂发作和偏执状态。

2. 记忆减退（hypomnesia） 较多见，可见记忆的 4 个基本过程普遍减退。轻者表现为近记忆减退，记不起刚见过面的人、刚吃过的饭；严重时远记忆也减退，如忘记了自己的经历。轻者见于神经衰弱和正常的老年人；较重的记忆减退，见于重度痴呆。

3. 遗忘（amnesia） 也称之为"回忆的空白"，指以往的经历部分或全部地不能回忆。遗忘不是记忆的减弱，而是记忆的丧失。一段时间的经历全部丧失称为完全性遗忘，仅部分经历或部分事件不能回忆称为部分性遗忘。

根据遗忘所涉及的时间段可分为：①顺行性遗忘（anterograde amnesia），即紧接着疾病发生以后一段时间的经历不能回忆，遗忘的时间和疾病同时开始，如脑震荡、脑挫伤的。②逆行性遗忘（retrograde amnesia）指回忆不起疾病发生之前某一阶段的事件，多见于急性脑外伤、脑卒中发作后。③心因性遗忘（psychogenic amnesia）是由沉重的创伤性情感体验引起，通常与这一阶段发生的不愉快事件有关。多见于癔症，又称为癔症性遗忘。

4. 错构（paramnesia） 是记忆的错误。患者对过去曾经经历过的事件，在发生的时间、地点、情节等细节，特别是在时间上出现错误回忆，并坚信不疑，并予以相应的情感反应。多见于老年性、动脉硬化性、脑外伤性痴呆和酒精中毒性精神障碍。

5. 虚构（confabulation） 是指由于遗忘，对不能回忆的缺损部分，患者用想象的、未曾亲身经历过的事件来填补。虚构的内容常常变化、生动，带有荒诞色彩，且容易受暗示的影响。多见于各种原因引起的痴呆。

6. 似曾相识与旧事如新 似曾相识是指在面对新事物时，有一种似乎见过面或早已经历、体验过的熟悉感。旧事如新是对已多次体验过的事物有似乎从未体验过的生疏感。多见于癫痫。

五、智能障碍

智能（intelligence）是既往获得的知识、经验，以及运用这些知识和经验来解决新问题、形成新概念的能力。智能可表现为理解力、分析能力、判断力、计算力、创造力等。智能障碍是指由于致病因素导致的智能损害，可分为精神发育迟滞和痴呆两大类。

1. 精神发育迟滞（mental retardation） 指先天、围生期、生长发育成熟（18 岁）以前，由于各种致病因素使大脑发育不良或受阻碍，智能发育停滞在一定阶段，随年龄增长其智力水平明显低于正常的同龄人。

2. 痴呆（dementia） 是指大脑发育成熟以后，由于各种后天因素，如感染、中毒、外伤、神经退行病变等导致记忆、智力和人格障碍的一组综合征。根据大脑病理变化严重程度的不同，痴呆可分为全面性痴呆和部分性痴呆。

（1）全面性痴呆 智能全面减退，并有人格改变、定向力障碍、自知力缺乏，如阿尔茨海默病。

（2）部分性痴呆　只产生记忆力减退、理解力削弱、分析综合困难等，人格保持良好，定向力完整，有一定自知力。如脑外伤及血管性痴呆的早期。

临床上在强烈的精神创伤后可产生一种类似痴呆的表现，而大脑组织结构无任何器质性损害，称为假性痴呆。预后较好，可见于癔症及反应性精神障碍。①刚塞综合征（ganser syndrome）：又称心因性假性痴呆，即对简单问题给予近似而错误的回答，给人以故意做作或开玩笑的感觉。如3+1=7，可以看出患者的回答并未超出问题性质的范围，还是以加法计算的。但对复杂的问题反而能正确解决，如下象棋、打牌等，生活能够自理。多见于癔症或遭受强烈精神压力、创伤作用下产生的精神障碍。②童样痴呆（puerilism）：成年患者表现为儿童一般稚气，学幼童说话的声调，模拟儿童的言行。多见于癔症。

六、定向力障碍

定向力是指一个人对周围环境（时间、地点、人物）及对自己本身的状态（姓名、年龄、职业）的认识能力。对环境或自身状况的认识能力丧失或认识错误即称为定向力障碍（disorientation）。定向力障碍是意识障碍的一个重要标志，但定向力障碍时不一定有意识障碍，例如酒中毒性脑病患者可以出现定向力障碍，而没有意识障碍。

七、自知力障碍

自知力（insight）又称领悟力或内省力，是指患者对自己精神疾病的认识和判断能力。即能否察觉或认识自己是否有精神异常，能否正确分析和判断。神经症患者一般自知力完整，认识到自己的精神异常，并主动求医治疗。重症精神障碍患者在疾病发展阶段一般否认自己有精神障碍、拒绝住院和治疗，此时自知力缺乏或自知力不完全；随着治疗的进展及病情的好转，自知力可逐渐恢复，而具有部分自知力；经治疗病情缓解后，自知力可完全恢复。临床上将有无自知力及自知力恢复的程度作为判定病情轻重和疾病好转程度的重要指标。

八、情感障碍

情感（affection）是指个体对客观事物的主观态度相应的内心体验，如喜、怒、哀、乐、爱、憎等体验和表情。情感障碍是指情感活动的变态与失常，通常表现为以下3种形式。

1. 情感性质的改变

（1）情感高涨（elation）　是一种病态喜悦，表现为不分场合过分的快乐。如表情丰富生动、动作增多、语音高昂、眉飞色舞，对一切事物都非常乐观、感兴趣。这种喜悦与周围环境和患者的内心体验协调一致，易引起周围人共鸣，往往与思维奔逸、活动增多同时出现，多见于躁狂发作。如表现为不易理解的、自得其乐的情感高涨状态，难以引起周围人的共鸣，称为欣快，多见于脑器质性精神障碍或醉酒状态。

（2）情感低落（depression） 指负性情感的增强，表现为与处境不相称的表情忧愁、情绪低沉，言语动作减少，整日愁眉苦脸，甚至自罪自责，颇有度日如年、生不如死之感，严重时可导致自杀，常伴有思维迟缓、言语及动作减少。多见于抑郁发作。

（3）焦虑（anxiety） 是指在缺乏相应的客观因素或充分依据下，表现为顾虑重重、紧张恐惧，甚至搓手顿足，惶惶不可终日，似有大祸临头，伴有心悸、出汗、手抖、尿频等自主神经功能紊乱症状。多见于焦虑症、恐怖症及更年期精神障碍。

（4）恐惧（phobia） 是指面临不利的或危险处境时出现的情绪反应，临床表现为紧张、害怕、提心吊胆，伴有明显的自主神经功能紊乱症状，如心悸、气急、出汗、发抖、大小便失禁等。恐惧的内容很多，如锐利物件、空旷的广场、细菌、动物甚至动物皮毛等。可见于恐怖性神经症、儿童情绪障碍等。

2. 情感波动性的改变

（1）情感不稳 表现为情感反应极易变化，从一个极端波动至另一极端，显得喜怒无常，变幻莫测。多见于癔症、脑器质性精神障碍。

（2）情感淡漠（apathy） 指对外界任何刺激缺乏相应的情感反应，即使能引起正常人极大悲伤或高度愉快的事件，如生离死别、久别重逢等也无动于衷。对周围发生的事物漠不关心，面部表情呆板，声调平淡，内心体验缺乏，与周围环境失去情感上的联系。见于慢性精神分裂症、脑器质性精神障碍。

（3）易激惹（irritability） 表现为极易因小事而引起较强烈的情感反应，主要表现为易怒，持续时间一般较短暂。常见于人格障碍、神经症、躯体性（如甲状腺功能亢进）精神病。

3. 情感协调性的改变

（1）情感倒错（parathymia） 患者对于外界刺激产生的情感反应与思想内容不相协调，如遇到伤心的事反而表现喜悦、遇到高兴的事反而痛哭流涕。多见于精神分裂症。

（2）情感幼稚（emotional infantility） 指成人的情感反应如同小孩，变得幼稚，缺乏理性控制，反应迅速、强烈而鲜明。见于癔症、人格障碍或痴呆。

九、意志障碍

意志（will）是指人们自觉地确定目标，并克服困难用行动去实现目标的心理过程。在意志过程中，受意志支配和控制的行为称为意志行为。

常见的意志障碍有以下几种。

1. 意志增强（hyperbulia） 病理性意志活动增多。在病态情感或妄想的支配下，患者持续坚持某些行为，表现出极大的顽固性。如躁狂患者对其周围的一切都感兴趣，因而什么都去参加或进行干涉，或夜以继日地从事无效的发明创造；精神分裂症患者，受到被害妄想的驱使，坚持反复上诉、控告。

2. 意志减弱（hypobulia） 病理性意志活动减少，患者表现出动机不足，对任何事不感兴趣，意志消沉、工作学习非常困难、生活懒散、做事不能持久或觉得做什么都没意义。患者还能意识到自身的这些变化，与思维迟缓、情感低落构成抑郁发作的"三主症"。

3. 意志缺乏（abulia） 患者对任何活动缺乏动机，呈现"无欲"的状态。生活处于被动状态，处处需要别人督促和管理。严重时本能的要求也没有，行为孤僻、退缩，整日呆坐或卧床，而患者意识不到这是不正常的。临床上常与思维贫乏、情感淡漠同时出现，构成精神分裂症常见的基本症状之一。

4. 矛盾意向（ambitendency） 表现为对同一事物，却同时出现两种完全相反的意志活动，患者对此不能察觉，因而从不主动纠正。如碰到朋友时，一面想去握手，一面却把手马上缩回来。多见于精神分裂症。

十、动作与行为障碍

简单的随意和不随意行动称为动作。有动机、有目的而进行的复杂随意运动称为行为。动作与行为障碍又称为精神运动性障碍。由于病态的思维、言语和情感，可由此产生动作及行为的异常。

1. 精神运动性兴奋（psychomotor excitement） 主要表现为动作和行为明显增多，依据动作和行为与精神活动和环境的协调性分为协调性精神运动性兴奋与不协调性精神运动性兴奋。

（1）协调性精神运动性兴奋 指患者言语动作的增加与其思维、情感活动一致，与现实不脱节，容易理解，而引起他人的共鸣。常见于躁狂发作。

（2）不协调性精神运动性兴奋 指患者言语动作的增加与其思维、情感活动不一致，动作无目的，与现实脱节，因而令人难以理解，常有突然冲动行为。多见精神分裂症青春型、紧张型及谵妄。

2. 精神运动性抑制（psychomotor inhibition） 指整体的精神活动减少，表现为患者的言语动作迟缓和减少。

（1）木僵（stupor） 是患者言语、动作和行为完全抑制或显著减少，并经常保持一种固定姿势。轻度木僵称作亚木僵状态，表现为问之不答、唤之不动、表情呆滞，但在无人时能自动进食，能自动大小便，见于严重抑郁发作、反应性精神障碍及脑器质性精神障碍。严重时不语、不动、不吃、不喝、不吐唾液、不排二便，面部表情固定，对外界刺激无任何反应，外表如同泥塑木雕的塑像，称为紧张性木僵。多见于精神分裂症。

（2）蜡样屈曲（waxy flexibility） 是在木僵的基础上出现的。患者的肢体任人摆布，即使是不舒服的姿势，也可维持很长时间，似蜡塑一样。如将患者头部抬高，患者也不动，可维持很长时间，好似枕着枕头的姿势，称之为"空气枕头"。此时患者意识清楚，对外界变化能感知，病好后能回忆，只是不能抗拒。见于精神分裂症紧张型。

3. 违拗症（negativism） 患者对别人提出的要求没有相应的反应，甚至加以抗拒。若患者的行为反应与他人的要求完全相反时称为主动违拗（active negativism），例如让其张嘴时患者反将嘴紧闭。若患者对他人的要求一概加以拒绝，称为被动违拗（passive negativism）。多见于精神分裂症紧张型。

4. 刻板动作（stereotyped act） 指患者机械刻板地反复重复某一单调的动作，常与刻板言语同时出现。多见于精神分裂症紧张型。

5. 模仿动作（echopraxia） 指患者无目的地模仿别人的动作，常与模仿言语同时存在。见于精神分裂症紧张型。

十一、意识障碍

意识（consciousness）是指人们对客观环境及自身的认识及反应能力。意识障碍即患者出现对客观环境和自身认识及反应能力发生障碍，精神活动受到明显抑制。临床可表现为环境意识障碍和自身意识障碍两种。

1. 环境意识障碍

（1）嗜睡（drowsiness） 意识清晰度轻微下降，在安静环境中处于嗜睡状态，刺激后可立即清醒，能正确简单交谈或动作，可在刺激消失后又睡去。浅反射存在，如吞咽、角膜反射等。

（2）意识混浊（confusion） 意识清晰度轻度受损，反应迟钝、思维缓慢，注意、记忆、理解都有困难，有周围环境定向障碍，能回答简单问题，但对复杂问题则茫然不知所措。此时吞咽、角膜、对光反射尚存在，可出现原始动作如舔唇、伸舌、强握、吸吮和病理反射等。

（3）昏睡（sopor） 意识清晰度水平较前者更低，对一般刺激没有反应，只有强痛刺激才能引起防御性反射。如压眶时，可引起面肌防御反射。此时角膜、睫毛等反射减弱，对光反射仍存在，深反射亢进，病理反射阳性，可出现不自主运动及震颤。

（4）昏迷（coma） 意识完全丧失，对任何刺激均不能引起反应，吞咽、防御，甚至对光反射均消失，可引出病理反射。多见于严重的脑部疾病及躯体疾病的垂危期。

（5）朦胧状态（twilight state） 指在意识范围狭窄的同时伴有意识清晰度的降低。患者在狭窄的意识范围内可有相对正常的感知觉，以及协调连贯的复杂行为，但除此范围以外的事物都不能进行正确感知判断。表现为联想困难，表情呆板或迷惘，也可表现为焦虑或欣快的情绪，有定向力障碍，片断的幻觉、错觉、妄想及相应的行为，常忽然发生，突然中止，反复发作，持续时间不长，数分钟至数小时，事后遗忘或部分遗忘。多见于癫痫性精神障碍、脑外伤、脑缺氧及癔症。

（6）谵妄状态（delirium） 指在意识清晰度降低的同时，出现大量的错觉、幻觉，以幻视多见。内容大多为恐怖性的，如猛兽、鬼神等，常伴有紧张、恐惧情绪反应，出现不协调性精神运动性兴奋。思维不连贯，理解困难，有时出现片断妄想及周围环境定向力丧失。昼轻夜重，持续数小时至数日，意识恢复后可有部分遗忘或全部遗忘。多见于躯体疾病所致的精神障碍。

2. 自身意识障碍

（1）人格解体（depersonalization） 是对自身的不真实体验，丧失了"自我"，不能察觉本人的精神活动或躯体的存在，认为自己是空虚的、不属于自己的。见于颞叶癫痫、精神分裂症、神经症等。

（2）交替人格（alternating personality） 同一患者在不同时间内表现为两种完全不同的人格，在不同时间内交替出现。多见于分离性障碍，也见于精神分裂症。

第三节　常见的精神障碍综合征

精神疾病的症状常常不是孤立存在的，而是相互联系，以一组症状组合成某些综合征或症候群同时出现的。这些症状对诊断多无特异性，同一状态可见于不同病因所致的疾病。在诊断尚未明确时，以某种状态来描述患者症状的主要特点，有助于诊断的深入探讨。常见精神障碍综合征有以下几种。

一、兴奋状态

兴奋状态（excitement state）主要表现为思维联想过程加快、情感活跃、意志行为增多。协调性精神运动性兴奋表现为思维奔逸、自我评价过高、情感高涨、意志增强，多见于躁狂状态；不协调性精神运动性兴奋表现为思维散漫甚至破裂、情感躁动不安、言语和行为杂乱无章，多见于精神分裂症青春型。

二、抑郁状态

抑郁状态（depressive state）表现为情感低落、兴趣缺乏、思维迟缓、自卑自责、悲观厌世、言语减少、动作缓慢。多见于抑郁发作。

三、妄想状态

妄想状态（delusive state）以妄想为主要表现，内容可以是被害、夸大、疑病、钟情等，可伴有幻听及相应的情感与行为变化。多见于妄想性障碍和精神分裂症。

四、奥赛罗综合征

奥赛罗综合征（Othello syndrome）又称病理性嫉妒综合征。以坚信配偶不贞的嫉妒妄想为核心症状，多具有偏执型人格障碍的基础。患者以许多似是而非的证据证明其配偶另有新欢，为此反复侦察、盘问、跟踪、拷打。症状可持续数年，可能发生攻击行为，甚至杀死配偶，犹如莎士比亚描述的奥赛罗一样。多见于妄想性障碍。

五、精神自动症综合征

精神自动症综合征（kandinsky syndrome）是在意识清晰的状态下出现假性幻觉、被控制感、思维被洞悉感、强制性思维及系统化的被害妄想、影响妄想等。该综合征的典型表现是患者体验到自己的精神活动自己不能控制，而是由外力影响和控制。多见于精神分裂症偏执型。

六、紧张症候群

紧张症候群（catatonia）表现为木僵、违拗、被动服从、蜡样屈曲、作态，以及刻板言语、刻板动作等，有时又表现为突发的兴奋、冲动行为。见于精神分裂症紧张型。

七、衰退状态

衰退状态（deterioration）以思维贫乏、情感淡漠、意志缺乏为核心症状，表现为言语简单、面无表情、生活懒散、无欲无求。认知功能可以有各式各样的缺陷，但不是痴呆，在临床中也不占突出地位。见于精神分裂症单纯型或其他型的衰退期。

八、科萨可夫综合征

柯萨可夫综合征（Korsakov syndrome）又称遗忘综合征，表现为近事遗忘、错构、虚构和定向力障碍。多见于慢性酒精中毒性精神障碍、颅脑外伤后精神障碍及其他脑器质性精神障碍。

复习思考

1. 如何理解内感性不适和内脏性幻觉的区别？
2. 简述思维迟缓和思维贫乏的区别。
3. 什么是协调性精神运动性兴奋？举例说明。
4. 简述情感低落和情感淡漠的临床表现。

扫一扫，知答案

扫一扫，看课件

第四章

精神科护理技能

【学习目标】

1. 掌握与精神障碍患者沟通的基本技能及精神科护理措施、护理观察与记录的方法。

2. 熟悉精神科整体护理的内容、方法和精神科的分级护理。

3. 了解精神障碍患者的组织管理工作，培养慎独及尊重患者的人格、隐私的精神。

案例导入

张某，女，35岁。半年前，患者无明显诱因出现情绪高涨，自觉心情很好，早上醒得早，但白天睡眠多，乱发脾气，掐自己丈夫，花钱大手大脚，吃早饭要花100多元钱，觉得自己能力很强，可以当部门经理指挥别人做事；觉得自己反应快，很能干，性欲较前旺盛，但同时生活较懒散，家里弄得乱七八糟。患者进食增多，经常向家人提无理要求，若不满足则哭闹或打人。如到商场里要买几桶酸奶，被家人拒绝后就在超市砸东西；买东西要赊账，被拒绝后就骂人等。

家族史、个人史无特殊。否认吸烟、饮酒及药物滥用史。

精神评估：被动入院，衣着整洁适时，表情显紧张，生活不能自理，接触被动，对医护人员及家属抵触，情绪激动，易激惹，不安心住院，延迟满足困难，回答问题不配合，意识清楚，自知力不存在。

身体评估无异常。诊断为双相情感障碍躁狂发作。

请问：1. 该案例的三个主要护理诊断是什么？

2. 如何按照整体护理顺序对患者进行护理？

第一节 治疗性护患关系的建立

治疗性护患关系是指护士以治疗性为目的，有计划地与患者沟通交流，形成一种专业性、工作性、帮助性的人际关系。

一、建立治疗性护患关系的要求

1. 正确认识精神疾病 精神疾病是由于各种原因导致大脑功能发生紊乱的慢性迁延性疾病。患者的许多行为是疾病表现，与人品道德无关，不能以常人的标准来评判。

2. 掌握患者的基本情况 大部分精神障碍患者不能正确认识和陈述自己的病情，护士在接触患者之前，应多方面收集信息，包括患者的一般情况和疾病情况。

3. 理解和尊重患者 让患者感到被理解是建立治疗性护患关系的基础，而尊重患者可以使治疗性护患关系得到良性发展。精神障碍患者特别希望被关心和重视。在与患者交往过程中，护士必须具备敏锐观察力及共情能力，正确感知患者的情感和状态，表达对患者的尊重和关切，能够站在患者的角度体会其对事物的认知，充分尊重其知情权及隐私权，让患者感到被尊重。

4. 一致性与积极关注 患者在住院期间，应有相对固定的护士与其经常性地沟通交流，使其得到关心、支持和安慰，从而能维持和增进护患之间的情感联系并使治疗性护患关系得到发展。一致性是治疗性护患关系的另一个重要基础，护士一致的态度能使患者从中获得安全感。一致性既指同一护士对不同患者态度一致，对同一患者前后态度一致，也指同一患者所接触的不同医护人员都以一致的态度对待患者。

5. 具有良好素质 护士在护患关系建立过程中起着主导作用。护士的良好素质能从仪容仪表、言行举止、知识、技能等方面使患者感到愉快、亲切，有利于良好的护患关系建立和发展。

二、建立治疗性护患关系的过程

1. 准备阶段 给患者安全安静的交谈环境，以保护隐私，避免分散注意力；了解患者一般情况；初步明确此次交谈的目的；注意患者的姿势、体位是否舒适；选择合适的时间以避免干扰；患者是否有当时就要予以满足的需要等。

2. 交谈阶段 有礼貌地称呼对方，做自我介绍；向患者说明本次交谈的目的和所需时间；表情自然、态度和蔼、姿态大方、语言诚恳、眼神专注；告知患者有不清楚的地方，可以随时提问；和患者交流他（她）对疾病的看法、潜在的需求和功能性失调的原因；根据患者健康问题，鼓励患者参与制订治疗目标，制订达标协议，如护患双方的责任、义务、达到了目标怎样奖赏等；鼓励患者发挥自己的能力和潜力，学习新的行为方式，进行自我护理。

3. 小结阶段 交谈结束时，应对交谈的内容做简明小结，以核实其准确性，并相约下次交谈的内容和时间。

三、治疗性沟通

护患沟通贯穿整个护理过程，沟通效果直接影响护患关系和治疗护理的依从性。精神疾病患者常表现出人际关系障碍和沟通障碍。因此，熟练掌握治疗性沟通的要求及切题会谈方法非常重要。

（一）治疗性沟通的要求

1. 以患者为中心 治疗性关系的建立以促进患者健康为目的，一切针对患者的临床护理的决定和行为都应当以患者的利益为中心，最大程度地保护患者的利益。

2. 相互信任是基础 建立与患者相互信任、开放性的护患关系是有效沟通的基本要求。

3. 制定相应的护理目标 护士在整个治疗性沟通中，应制定完整的护理目标，并以目标为导向，完成治疗性沟通。

4. 自我暴露原则 为了建立信任的护患关系，护士可适当自我暴露，但不能过多，以免将沟通焦点转移到自身上。沟通过程中应鼓励患者进行自我暴露，以增强患者对自身疾病的认识能力及解决问题的能力。

（二）切题会谈

1. 准备与计划阶段 包括熟悉资料、准备环境、安排时间、确定目标。

2. 开始交谈阶段 护士应热情接待患者，礼貌称呼，主动介绍自己，给患者良好的第一印象，以缓解患者的紧张情绪。

3. 引导交谈阶段

（1）**合理提问** 每次只提一个问题，尽量把问题说得简单清楚；多用开放式提问，不限制患者的回答，以获取大量信息。

（2）**注意倾听** 倾听能力在治疗性沟通中非常重要。通过倾听了解患者所要传达的信息、基本情况、存在的问题，有针对性地帮助患者。倾听时需要注意：专心致志地听；不打断对方谈话；不急于做出判断；及时做出反应，如时不时点头；与患者保持适当的距离，保持眼神的交流。

（3）**引导话题延续** 适时地使用间断的字句加入沟通过程。如"然后呢""请继续说下去"，使患者觉得护士对话题感兴趣并参与其中。

（4）**鼓励患者描述感受** 让患者描述自己的异常感受，可以协助了解病情。精神障碍患者的幻觉、妄想往往与其生活环境、周围的人和事、自身的利益有关。从这些问题的描述可以找到问题的症结，发现某些症状的前兆，及早采取防范措施。

（5）适当沉默　沉默可以给患者一个考虑机会，使其情绪得到充分的宣泄。患者因交谈及痛苦体验而哭泣时，护士保持沉默是十分必要的。

（6）特殊情况下的沟通技巧　对抑郁患者，护士应耐心倾听，用同理心去感受患者抑郁心境；对兴奋躁动、有攻击行为的患者，首先将其安置在安静环境中，尽量满足患者的合理需要，同时诱导患者转移注意力，使其尽快安静下来；对妄想患者不要过早否定病态思维，不要在患者面前交头接耳，以免患者妄想泛化；对幻觉患者认真倾听对幻觉体验的诉说，不要急于否定，给予同情和安慰，稳定患者的情绪。

四、影响建立治疗性护患关系的相关因素

1. 护士自身因素　护士专业知识或相关知识缺乏，无法对信息做出正确的判断；护士缺乏有效沟通交流的方法和技巧，导致沟通很难深入；护士自身情绪调节能力不佳，容易把生活中的情绪带入工作中，使患者产生不信任感。

2. 患者因素　患者身体的因素，如疲倦、思维障碍、耳聋等；心理因素，对疾病无自知力，认为自己不需要住院，从而产生抵触情绪。

3. 双方存在差异　护患双方在思想、语言、经验、价值观、经历等方面存在较大的差异，无法达成共识，影响沟通的进行与效果。

4. 事前缺少计划　交谈前没有对患者情况做必要的了解，没有对交流做出计划，对会谈中可能出现的问题认识不足，往往导致交谈零散，没有重点，不仅达不到预期目的，甚至可能损害已经建立的护患关系。

第二节　精神疾病的观察与精神科的护理记录

一、精神疾病的观察

1. 观察的内容　观察的内容包括患者的一般情况、精神症状、躯体情况、心理状况、社会功能、家庭支持情况、治疗情况（治疗依从性、疗效、不良反应等）。

2. 观察的方法

（1）直接观察　此法较适用于意识清晰的合作患者。护士直接与患者接触，观察患者的言语、动作、表情、行为，从而了解其精神症状、身心状况等各个方面的情况。

（2）间接观察　此法较适用于不合作的患者。护士通过患者的家属、朋友、同事及患者的书信、日记、手工作品等了解患者病情。

3. 观察的要求　观察要有客观性、针对性、整体性，在不知不觉中进行。

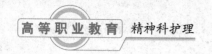

二、精神科的护理记录

（一）记录的内容和方式

1. 记录的内容

（1）患者新入院记录　包括入院时间、陪同人员、住院次数、意识、仪表、接触是主动还是被动、对答是否切题、本次住院原因、精神症状、门诊诊断、生活自理能力、饮食睡眠情况、护理要点，有无"五防"（防自杀、防冲动、防出走、防跌倒、防两性关系）。

（2）分级护理记录单　分别按照特级、一级、二级、三级护理的要求填好记录单。

（3）假出院和假出院返院记录　包括患者目前精神症状缓解程度、何人来将患者接回、家庭护理指导；假出院返回时间、陪同者、假出院期间的情况、病情是否稳定、社会适应能力如何、返院后的情况、需要注意的问题等。

2. 记录的方式　一般采用直接记录法，将患者的症状及医护人员的处理按时间顺序记录下来。

（二）记录的注意事项

1. 记录中尽量用患者主诉的方式，避免护士的主观叙述及加入医学术语。记录前，要与患者交谈，认真观察，在掌握其精神症状、了解其心理活动的前提下书写，并注明书写时间。

2. 记录要客观地反映事实，应避免使用模糊不清的、无法衡量的语言。

第三节　精神科整体护理

一、护理评估

（一）护理评估的内容

精神疾病护理的评估内容，与其他临床护理学科基本相同，但应注意突显精神科的特点。

1.健康史　患者的现病史、既往史、个人史、家族史、婚姻状况、文化程度、宗教信仰、职业、门诊或入院诊断、住院次数、总病程等。

2.身心状况

（1）症状、体征　评估患者的仪表、修饰、衣着情况；对治疗的态度；进食、睡眠、排泄及卫生自理情况、环境适应能力；对医疗护理的合作性；患者的文字资料（如书信、日记、社交软件聊天记录）等；身体状况，有无外伤等。

（2）心理、社会状况　评估患者的自我概念；社会功能；家庭情况；生活事件；异常精神活动；意志与行为；疗效及不良反应等。

（二）护理评估的方法

护理评估常见的方法有观察、交谈、查阅有关资料等。

二、护理问题／诊断

根据 1994 年北美护理诊断学会按人类反应形态所做的分类，精神科护理中可以用到的护理诊断常见的有：应对失调；不合作；自我照顾能力的缺失；健康维护能力的改变；言辞沟通障碍；社交隔离；睡眠形态紊乱；自尊心紊乱；无力感；思想过程改变；对自己或别人有潜在危险性暴力行为；强暴创伤综合征；焦虑；恐惧；亲子角色冲突；性生活形态改变；形象紊乱；个人认同紊乱等。

三、护理计划

1. 确认护理问题　将患者所存在的各种护理诊断，按先急后缓、先重后轻的原则，排出解决的先后顺序，要优先考虑威胁患者生命或病室安全的问题。

2. 建立护理目标　护理目标是通过护理后期望患者所达到一定的健康状态。护理目标分两类：一类是短期目标，一般是指少于一周；一类是长期目标，期望在一周以上、数周或数月甚至数年才能实现的目标。

3. 制定护理措施　精神科护理措施制定需特别注意的是"五防"护理。有些措施要与有自知力的患者进行商量，取得患者合作。护理措施内容，要文字明确简要、措施具体可行，并与相关医生商量，做到分工明确、互相配合。

四、护理措施

护士按照护理计划的内容对患者实施护理，协助患者进行自我护理，发挥患者自理的积极性。护士与其他人员合作，保证 24 小时护理工作的连续性，交接班清楚。对症护理实施过程中要体现动态变化，由于患者的病情在不断变化，护理计划也要做相应调整，护理活动就会发生改变。

五、护理评价

观察执行护理措施后患者的反应，衡量护理目标是否达到：若问题已解决，应停止原有措施；若问题完全或部分未解决，应复审护理计划，研究目标部分实现或未实现的真正原因，包括诊断正确性、目标适当性、措施可行性和检查治疗、护理措施的落实等情况，然后修改护理计划。

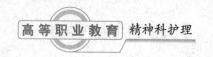

第四节 精神科康复训练

精神康复是通过对患者进行生活、职业、学习等技能的反复训练，来恢复或减轻患者心理、社会功能的损害，以提高其生活技能、适应社会的能力，减轻精神残疾，重新回归社会的一种治疗方法。

一、康复训练步骤

（一）精神康复的评估

1. 精神疾病的诊断、目前的主要症状及对患者行为影响的评估 根据患者行为出现的时间、地点、频度、不同文化背景等判断患者行为是否正常。临床常用的症状评定量表有简明精神病量表（BPRS）、阴性症状量表（SANS）、阳性症状量表（SAPS）等。

2. 社会功能的评估 临床常采用 Hall 和 Baker 的康复评估量表、独立生活技能调查表、康复状态量表、社会功能量表及躯体障碍评估、人际关系评估的方式。

（二）制订康复计划

护士应与患者达成共识，包括康复目标及具体实施步骤。康复目标要根据家庭、社会对患者的要求及患者实际存在的能力来确定。

二、建立康复训练

1. 制定康复干预措施。针对患者的功能损害，制定出最适宜的干预措施，并要符合实际情况和具有可行性。康复内容主要包括生理康复、心理康复、职业康复、社交康复。

2. 定出具体康复计划。定出实现短期康复目标和长期康复目标的时间表。

3. 康复疗效评估。康复疗效的观察是一个动态连续的过程。通过临床观察、量表复评和阶段性的小结，确定康复目标、计划是否合理，是否需再次修订或进行完善等，从而保证整个康复过程的客观、真实、有效。

4. 确定新的康复目标，制定新的康复进程。

三、社会技能训练

社会技能训练是主要针对慢性精神病的康复手段，也是心理社会干预的主要内容，共有 5 种技能训练模式，即用药自我管理、症状处置、休闲娱乐活动、基本会话、整洁与自理生活，每一种模式都有不同的定式训练操作程序。

四、药物的自我管理

向患者宣教药物治疗对预防病情复发、恶化的重要意义，使其自觉地接受药物治疗。组织患者学习精神药物的有关知识，让其学会识别常见的药物不良反应，能做简单的自我处置，以便进一步得到医生的帮助。通过学习训练，患者能学会安全用药的技巧，如：每次用药时应查对标签；出现不良反应，应立即报告医生，服从医生的处理意见；自我感觉良好者，如医生认为有必要继续服药，仍应坚持用药。

五、学习行为训练

目的在于帮助长期住院的患者学会妥善处理和应付各种实际问题。对慢性患者的学习行为训练可以采取两种方法：一是在住院期间较普遍地进行各类教育性活动，如时事教育、科普教育等。通过系统的教育，提高患者的常识水平，培养其学习新知识的兴趣和习惯。一般每次学习时间不超过 1 小时。二是定期开展针对性比较强的学习班，有所选择地集中不同病情状态的患者进行训练。

六、职业行为训练

职业行为训练大致分为三种形式：简单作业训练、工艺制作训练和就业技能训练。

1. 简单作业训练工序简单、技术要求低、品种适合大多数患者，例如折纸盒、糊信封等。

2. 工艺制作训练是多数患者乐于接受训练的项目，如编织、美术创作、服装裁剪等。

3. 就业技能训练是为适应某一种职业、工种所必须具备的特殊技能训练。

七、放松训练

通常精神障碍患者急性症状减轻后就应逐步安排其参加此类康复训练，重点在于培养患者积极参与团体活动的意识，加强沟通能力，提高生活情趣，促进身心健康。

第五节　精神疾病患者的组织与管理

一、精神疾病患者的组织

1. 病房设置　根据患者疾病的不同阶段，性别、年龄的差异，以及合并症的不同类型，分设不同的病房。病房环境要求温馨、安静、安全、美观、舒适。

2. 制定制度　经常宣传制度和规则的内容，让患者明白遵守制度和规则与他们切身利益密切相关的意义，使其能自觉、甘愿遵守。

3. 树立良好风气 通过各种方法，培养患者良好的习惯与行为，提倡病友之间互帮互助、友好相处。要善于发现患者中的好人好事，并及时给予表扬、鼓励。

4. 丰富住院生活 为了防止患者产生单调、乏味的感觉，要有计划地为他们安排文娱、体育、学习等室内外活动，丰富住院生活。

二、精神疾病患者的管理

1. 建立和完善管理制度 病区制定各种规范化管理制度。如精神疾病患者入院风险评估、住院患者知情同意书、入院须知、定期安全检查制度、精神疾病患者意外事件防范措施及应急处理流程、住院护理告知书等。

2. 管理及护理方法

（1）安全护理 严格执行护理常规与工作制度。加强巡查，重点患者不离视线，特别注意厕所、走廊尽头等地方的巡视。护士必须熟记"五防"患者，并将患者置于医护人员的视线范围内活动，及早发现意外征兆，及时采取防范措施。

（2）日常生活护理 协助和督促患者进行皮肤和口腔的清洁；穿着适宜，鼓励患者打扮自己，建立自尊和自信；观察大小便情况并做出相应的处理。

（3）饮食护理 进餐前，督促患者洗手，定位入座。就餐时，加强巡视，发现暴饮暴食者，应控制其饮食，提醒患者细嚼慢咽。对年老或吞咽动作迟缓者，应由专人照顾，严防意外。对拒食者，应查找原因；疑心饭菜有毒者可集体进餐或让别人先吃一口，消除其疑虑；有罪恶妄想者，可将饭菜杂拌，使他误认为是别人吃剩的，即使吃了也没罪；对兴奋躁动者，可将饭菜留下，待其安静后再进食；对木僵患者，可将饭菜放在床旁，待无人时自己进食。

（4）睡眠护理 创造良好的睡眠环境，工作人员操作做到"四轻"；安排合理的作息制度。

（5）用药护理 密切观察药物反应，严格检查服药情况，做到"发药到手，看服到口"。

（6）探视护理 合理安排探视时间，由专人负责；探视要在规定的场所进行，向患者家属介绍患者情况，告知家属不要给患者精神刺激和感情创伤；探视结束后，患者须经安全检查后方可回病房；家属送来的物品应写上患者的姓名、床号后交病区护士保管，每天安排时间向患者发放。

3. 精神科的分级管理 根据患者病情轻重及治疗需要，对患者进行分级护理管理，将其分为特级护理及一、二、三级护理。

（1）特级护理 精神症状严重，危及自身及周围安全者；生活完全不能自理者；伴意识障碍者；合并严重躯体疾病需密切观察者；住院司法鉴定、特殊治疗及严重药物反应者。安置于重症监护室，实施封闭式管理；在室内活动，外出检查治疗时需要有 1～2 名工作人员陪同；患者入院及外出回来时做安全检查；自杀、冲动等患者班班交接检查，24 小时专人护理，必要时约束；每班记录，病情变化随时记录；严格做好基础护理、症状护理、药物护理、心理护理及探视护理。

（2）一级护理 新入院患者；自杀、自伤、伤人、外跑、毁物等冲动行为者；木僵、抑郁、拒食、痴呆等生活不能自理者；合并严重躯体疾病者。安置于重症监护室，以封闭式管理为主；在室内活动为主，可由工作人员带领在规定区域内活动，外出必须由工作人员陪护；对于有严重自杀、自伤倾向者，可给予保护性约束，由家属 24 小时陪护；每周 2 次或不定时安全检查；24 小时严密观察；每班一次护理记录；做好基础护理、心理护理等。

（3）二级护理 急性症状消失，病情趋于稳定，无冲动暴力行为的患者；自知力部分恢复者；生活基本能自理者。安置于一般病室内，以半开放式管理为主；鼓励参加各种工娱治疗活动，在工作人员带领下参加户外活动；经医生同意，在监护人员陪同下，在规定时间内假出院；常规安全检查，每 30～60 分钟巡视一次；每周记录一次，有特殊情况随时记录；督促和协助完成生活自理，锻炼社会功能。

（4）三级护理 症状缓解，病情稳定者；神经症患者；康复待出院者。置于一般病室，实施开放式管理；在规定时间内，患者在家属陪伴下可在院内外自由活动；每周记录一次；加强社会功能的训练；加强心理护理及健康教育。

复习思考

1. 结合实际，谈谈如何做好精神科的安全护理？

2. 精神科康复训练包括哪些方面？

3. 如何组织和管理病房中的精神疾病患者？

扫一扫，知答案

扫一扫，看课件

第五章

精神科常见危机状态的防范与护理

【学习目标】

1. 掌握暴力行为的概念，暴力的评估、预防及护理评价。

2. 熟悉自杀的概念，自杀危险的评估及自杀的预防。

3. 了解出走患者的原因及预防措施。

第一节 暴力行为的防范与护理

暴力行为通常是指对他人的攻击（致伤、致残，严重者可以致死）或对物的攻击（破坏建筑或毁坏财产，引起轻重不等的经济损失）行为。精神科的暴力行为多见于精神分裂症、情感性精神障碍、酒精所致精神障碍、药物依赖、癫痫性精神障碍、人格障碍、病理性激情等患者，是精神科最常见的危机状态。

一、护理评估

（一）暴力行为危险因素评估

1. 精神症状 与暴力有关的精神症状包括幻觉、妄想、意识障碍、情绪障碍等。

2. 个性特征 习惯以暴力行为来应付挫折的个体最易发生暴力行为。大量临床研究资料表明，过去有过暴力行为，尤其是最近发生过暴力行为，很可能再次发生暴力行为。

3. 诱发因素 常见的诱发因素：①因暴力对象态度粗暴而激惹患者。②患者难以耐受药物副作用。③主客观因素使患者的合理需求未得到满足等。

（二）暴力行为的征兆评估

1. 当精神疾病患者出现下列情况时，应视为暴力行为的先兆，护理人员应高度警惕。

（1）精神症状突然加重或波动。

（2）拒绝接受治疗、拒绝合作、拒绝执行院规。

（3）患者突然激动、情绪不安、高声大叫、言谈具有威胁性、固执强求等。

（4）睑部及手臂的肌肉紧张度增加，动作增多，捶打物体。

（5）对周围人或特定人员持敌对态度，并以杀（伤）人相威胁。

出现上述情况之一者，有可能立即发生暴力行为。为了医护人员的安全，评估时需注意不要单独检查患者，不要将患者带到关闭的空间如办公室、治疗室，不要用言语行为激惹患者。

2. 评估暴力行为可能导致的损害，旨在采取合理有效的措施减少人员伤亡和财产损失。

（1）患者所处的位置。

（2）患者是否手持武器或其他工具，是决定引起危害的关键因素。一般而言，赤手空拳者，损害较小；持有刀、枪、斧、棍棒等，可能伤人或自杀、自伤；持有炸药、可燃物，可能爆炸伤人毁物，纵火或自焚，危害较大。

3. 必要时采用攻击危险性量表评估，对预测暴力行为的危险性有一定效果。

二、护理诊断

暴力危险：针对他人。

三、护理目标

1. 短期目标

（1）患者在住院治疗期间不会伤害他人。

（2）患者能够控制自己的行为或立即寻求帮助。

2. 长期目标

（1）患者能够以恰当的方式表达和宣泄情绪。

（2）患者能够以健康的应对方式处理所遇到的问题。

四、护理措施

（一）紧急处理

1. 紧急处理原则　紧急处理的原则为"安全第一，劝诱为主，将危害降到最低限度"。安全第一即首先应考虑人员安全。

（1）医护人员的安全　若有可能，应按照危机处理预案，选派有经验的医护人员参与处理暴力行为，以减少或避免医护人员受到患者的伤害。

（2）暴力行为者的安全　采取措施防止患者发生危险，如高处坠下、触电、火灾等，切忌采用威胁患者的办法，以免患者发生自杀、自伤。

（3）其他患者的安全　应尽快疏散围观人群，转移被攻击对象。

2. 紧急处理方法　发生暴力行为时紧急处理方法有多种，一般多采用言语安抚、身体约束和应用药物三种方法，并视患者具体情况而定。

（1）言语安抚　通过对话劝诱患者停止暴力行为。如言语劝诱无效，可采用适当的形式制服并约束患者。

（2）身体约束

1）制服患者：①若患者手中有武器，不可贸然行事，应由保卫人员或警察出面制服为宜。②若患者手中没有武器，则由4人同时行动，每个人负责固定患者的一个肢体，行动要果断迅速，协调准确，在不使患者受到伤害的基础上，制服患者。

2）约束患者：可给患者穿上约束衣，或以四点约束法将患者约束在保护床上，然后根据患者具体情况，应用适当的镇静药物或将患者单独隔离。

3）患者被约束后的安全措施：应立即进行安全检查，去除患者身上的凶器及其他危险物品。患者被约束后最好单独隔离，并加强监护，以防止其他患者攻击被约束的患者而导致伤害。

3. 药物治疗　有效的药物治疗也可用来代替约束或隔离患者，或与约束隔离同用，常用药物有氟哌啶醇、氯丙嗪、地西泮（安定）。一般采用肌注给药，以氟哌啶醇最为常用。用药后应注意观察患者生命体征、症状消长情况及用药反应等。

（二）缓解期治疗

暴力行为患者的缓解期治疗应包括药物治疗、电休克治疗、心理行为治疗。应用抗精神病药物治疗，可有效地控制病情，控制和减少由于精神障碍引起的暴力行为。电休克治疗应严格掌握适应证和禁忌证，切忌将电休克治疗作为惩罚手段。

（三）预防暴力行为的措施

1. 减少诱发因素，及时去除噪音、强光刺激，减少环境的刺激作用；应满足患者的合理需求，如吸烟、打电话、写信；提前或推迟一些可能造成患者不安的治疗或护理项目，如留取检验标本、物理治疗等。

2. 去除环境中的安全隐患，应有专人负责病房安全工作，实行定期检查与安全抽查相结合，随时去除各种安全隐患，如刀、棍、锐器、绳索、碎玻璃、火柴、打火机、燃油等。

3. 提高患者的自控能力，鼓励患者以语言等适当方式表达和宣泄情绪，让患者相信自己有控制行为的力量，明确告知患者暴力行为的后果及患者觉得无法自控时如何求助等。

4. 加强对精神症状的控制，将患者暴力倾向及时告知医生，以便做出及时有效的医学处理。

五、护理评价

1. 患者能否以合理有效的方法处理压力。
2. 患者能否以建设性的方式处理失控行为。
3. 患者人际关系是否有所改善。
4. 患者能否预知将失去自制力的症状。

第二节 自杀行为的防范与护理

自行采取结束自己生命的行为称为自杀。有意采取结束自身生命的行动，并导致了死亡结局，称为自杀死亡。有自杀举动，但未导致死亡结局，称自杀未遂。有自杀的想法，但未采取行动，称自杀意念；如已准备采取行动，称为自杀企图。

一、护理评估

（一）自杀原因的评估

1. 抑郁 抑郁是自杀者最常见的内心体验，抑郁发作是自杀的一个常见原因。

2. 幻觉和妄想 精神分裂症患者可在听幻觉的命令下自杀；有迫害内容的幻觉或妄想的患者也可能采取自杀行动，以避免受到残酷的"迫害"；抑郁症罪恶妄想的患者，可能以死赎罪，"以死谢天下"。

3. 冲动性自杀 精神分裂症最严重的症状之一是自杀冲动。

4. 心理因素引起的自杀 心理因素或生活事件可引起自杀，其原因主要有以下几种。

（1）感情受到他人的伤害。

（2）希望对上级或某人表达自己的愤怒或受伤的感情。

（3）不会应对痛苦的情感。

（4）为了逃避或解脱某种困境。

（5）为了引起他人的注意。

（6）生活事件对患者造成的痛苦。

（二）自杀危险性的评估

自杀严重程度的评估

（1）**自杀意向** 有自杀意念者尚不一定采取自杀行动，有自杀企图者很有可能采取自杀行动，有自杀计划者则可能一有机会就采取自杀行动。

（2）**自杀动机** 个人内心动机（如出现绝望，以自杀求解脱）者危险性大于人际动机者（如企图通过自杀去影响、报复他人）。

（3）进行中的自杀计划　如准备刀剪或绳索之类、悄然积存安眠药物、暗中选择自杀场所或选择自杀的时间，均是十分危险的征象。

（4）自杀方法　自缢、跳楼、撞车、枪击、割血管、触电、服毒等，其中自缢比服毒和撞车自杀更容易实施，更容易致命，更危险。

（5）遗嘱　事先对后事做好安排，留有遗嘱者很可能立即采取自杀行动。

（6）隐蔽场所或独处　隐蔽者危险性大，单独一人时更可能采取自杀行动。

（7）自杀的时间　如选择家人外出或上班时自杀，危险性更大；选择夜深人静之时危险性大；选择医院工作人员交接班时危险性大。

（三）自杀的危险因素

1. 人口学方面

（1）中年或老年。

（2）男性。

（3）离婚或单身。

2. 精神病学方面

（1）以前有自杀或自伤行为。

（2）抑郁症。

（3）精神分裂症。

（4）酗酒或药物滥用。

（5）人格障碍。

3. 社会方面

（1）无职业。

（2）孤独。

4. 躯体状况　严重或慢性的躯体性疾病。

有上述情况多因素同时具备者，发生自杀行为的可能性较大。

二、护理诊断

有暴力行为的危险：针对自己。

三、护理目标

（一）短期目标

1. 患者在住院期间不再伤害自己。

2. 患者能够表达自己痛苦的内心体验，并向医护人员讲述。

3. 患者人际关系有所改善。

（二）长期目标

1. 患者不再有自杀意向，无自杀（伤）行为。

2. 患者对生活有正向的认识。

3. 患者能够运用适当的技巧，以取代自我伤害的行为。

四、护理措施

1. 预防自杀 对精神疾病患者伴有自杀意向者，医护人员应采取有效措施防止他们采取自杀行动，而正确诊断、积极合理的治疗和科学合理的护理是最好的预防措施。

2. 提供安全的环境 防止患者接触可用于自杀的物品，如刀、剪、绳、碎玻璃、药物、有毒物品等，吊扇、电灯开关等生活设施应增加安全设施，以免成为自杀工具。

3. 严密监控 对有严重自杀企图的患者应急诊入院，但入院本身不能防止自杀，因此，应采取适当措施，加强监护，必须将患者置于医护人员的视线之内，每 10～15 分钟观察一次患者活动并做记录，对高度自杀危险者应专人护理。连续评估自杀危险，必要时 24 小时监测。对已有自杀计划的患者，应设法询问其时间、地点、方法、工具，评估发生自杀行为的可能性大小，并加强监控。

4. 保证患者能遵医嘱服药，确保治疗顺利进行 应注意防止患者藏药，以防患者悄然积存药物用于自杀。

5. 电休克治疗 若无禁忌证，可采用电休克治疗。

6. 心理护理 与患者建立良好的护患关系，及时提供支持性心理护理。鼓励患者表达不良心境、自杀的冲动和想法，其内心活动外在化可产生疏导效应。

7. 充分发挥社会支持系统的作用 帮助患者战胜病痛，增强对抗自杀的内外在资源。对患者亲属进行与自杀干预有关知识的教育辅导，让家属参与干预治疗。

五、护理评价

1. 患者能自己述说不会自杀，并能有效地控制自己的行为。

2. 患者能表示人生是有意义的，人际关系有所改善。

3. 患者有自杀意念出现时，能够运用适当有益的应付方式。

4. 有良好的社会支持系统，并发挥其积极作用。

第三节 出走行为的防范与护理

出走行为是指没有准备或没有告诉亲属突然离家外出。对住院精神疾病患者而言，出走行为是指患者在住院期间，未经医生批准，擅自离开医院的行为。出走会令家属、院方

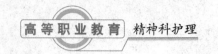

感到意外和惊慌不安，而且会立即到处寻找，甚至在报上登寻人启事。由于精神疾病患者自我防护能力较差，出走可能会给患者或他人造成严重后果。所以，护理人员应掌握患者出走行为的防范与护理，严防出走行为的发生。

一、护理评估

（一）出走原因的评估

1. 精神症状：

（1）自知力丧失　否认有精神疾病，逃避就医而出走。

（2）妄想和幻觉　认为住院是对其迫害或受听幻觉的支配而逃离医院。

（3）抑郁状态　患者因医院防范严密，无法自杀成功而悄然到院外选一"清净处"实施自杀行为。

（4）意识障碍　有意识障碍的患者常因定向力障碍出走后找不到回来的路，清醒后对出走的过程不能完成回忆。

（5）智能障碍　如严重精神发育迟滞和严重痴呆患者，出走后往往找不到回家的路，而且越走越远，流离他乡。

2. 对治疗手段恐惧、住院环境不符合患者要求、想念家人亦可导致患者出走。

3. 管理松懈或工作人员疏忽大意，患者趁外出做检查、洗澡、从事工娱疗法或趁病房门窗破损未及时修补时出走。

（二）出走患者的表现

意识清楚的患者多采用隐蔽的方法，寻找出走的机会，"乘虚而出"。注意出走先兆表现，部分患者出走前表现焦虑、频繁如厕、东张西望、失眠等。

二、护理诊断

有走失的危险。

三、护理目标

1. 患者能安心住院。

2. 患者在住院期间不发生出走行为。

四、护理措施

处理原则：加强抗精神病药物治疗，加强监护，安排恰当的心理治疗，防止出走发生。

1. 加强护患沟通，取得患者信任，关心体贴患者，帮助患者适应医院环境，配合医护人员开展工作。

（1）加强入院指导。

（2）解释住院的必要性。

（3）介绍主要治疗方法及疗效。

（4）鼓励患者参加集体活动，转移其注意力。

（5）善待患者，避免激惹患者。

2.动态观察病情，对有出走企图或不安心住院的患者，应做到心中有数，重点监护，并给予安慰与解释，力求消除患者出走的想法。

（1）对有出走企图的患者应适当限制活动范围，将患者安置在工作人员的视线范围内，10～15分钟巡视一次患者的活动情况。

（2）严格执行病区安全管理制度，随时锁好各门户，避免患者伺机出走。患者外出活动或做检查要专人陪护，禁止单独外出。

（3）鼓励家属探视，减轻患者的孤独感。

（4）当患者出走时，应镇定处置，立即报告病区领导并与患者家属联系，并由院方尽快组织力量寻找患者，必要时请公安部门或其他人员予以协助。

五、护理评价

1.患者是否已适应医院环境，是否能安心住院。

2.患者有无出走的想法。

第四节　噎食的防范与护理

进食时食物误入气管可以引起严重呛咳和呼吸困难，甚至窒息死亡。精神疾病患者发生噎食窒息者较多，表现为患者在进食中突然发生严重的呛咳、呼吸困难，出现面色苍白或青紫者即可能是噎食窒息。噎食窒息是一种十分紧急的情况，应立即处理。

一、护理评估

噎食发生的原因主要有以下几种。

1.精神疾病患者因服用抗精神病药物出现锥体外系副反应，出现吞咽肌肉运动不协调，而使食物误入气管。

2.帕金森病或其他脑器质性疾病患者，可因吞咽反射迟钝而发生噎食；癫痫患者进食时如抽搐发作可能造成噎食。

3.颅神经损害患者可能由于吞咽反射迟钝或消失而发生食物误入气管。

4.电抽搐治疗（电休克治疗）后患者意识模糊状态下进食也可引起噎食窒息。

二、护理诊断

1.有噎食的可能　与药物副反应、急骤进食有关。
2.窒息　噎食所致。

三、护理目标

患者在住院过程中不发生噎食窒息。

四、护理措施

（一）预防噎食窒息的发生

1.严密观察患者病情及精神药物的副反应，如锥体外系反应（主要表现为痉挛性斜颈、动眼危象、运动不能、静止性颤抖、肌张力增高，以及静止不能、烦躁不安、原地踏步等）。对有严重锥体外系副反应的患者，按医嘱给予拮抗药物（口服安坦或肌注东莨菪碱）。

2.加强饮食护理，对药物副反应较重、吞咽困难的患者，应给予流质或半流质饮食，必要时给予喂食或鼻饲。

3.加强饮食的管理，对抢食及暴饮暴食者，应限量分次进食。

（二）噎食窒息的急救处理

按窒息患者急救原则处理。就地抢救、分秒必争、畅通呼吸道、防止并发症、预防再次发生噎食窒息。

1.立即清除口咽部食物，畅通呼吸道。

2.立即将患者俯卧位，猛压其腰腹部迫使膈肌猛然上移，使气流将进入气管的食团冲出。

3.立即用大号针头在环甲软骨上沿正中部位插入气管，使呼吸道暂时通畅。

4.进行紧急气管切开，插入气管套管，恢复正常通气。

5.经上述处理后，呼吸困难可暂时缓解。对食物仍滞留在气管内部者，需请五官科医生会诊处理。

6.对心跳停搏者，立即进行胸外心脏按压，同时给予对症抢救处理，专人监护直到患者神志清醒。

7.预防并发症的发生，当取出食物后应防治吸入性肺炎等。

8.预防噎食窒息再次发生，酌情调整抗精神病药物剂量，应用药物拮抗精神药物毒副作用等。

五、护理评价

1. 对噎食窒息患者，抢救是否及时有效，有无并发症发生。
2. 有无噎食的发生，预防措施是否有效，药物反应的观察及处置是否及时有效。

第五节 木僵的护理

木僵是一种较严重的精神运动性抑制综合征。患者经常保持一种固定姿态，很少活动或完全不动。轻者言语和运动明显减少或缓慢、迟钝，称为亚木僵状态。木僵患者一般无意识障碍，各种反射存在。

一、护理评估

（一）原因

可出现木僵状态的精神障碍有：①精神分裂症的紧张性木僵；②情感障碍的抑郁性木僵；③严重应激障碍的反应性木僵；④脑器质性疾病的器质木僵（可见于病毒性脑炎、一氧化碳中毒性脑病、脑肿瘤、脑外伤、脑血管病等）；⑤药物引起的药源性木僵。

（二）典型表现

紧张性木僵是木僵的典型表现。轻者言语行为明显减少、呆坐呆卧，有时有违拗或模仿、刻板动作。重者僵卧在床、不吃不喝、不语不动、无表情、无动作、推之不动、呼之不应。全身肌肉张力增高，常出现"蜡样屈曲"或"空气枕头"等。木僵的临床表现可因病因不同而有不同特点，需注意鉴别。

木僵持续时间长短不一，可持续几小时、几天、几个月，长的可长达数年，既可逐渐消失，也可突然结束，或突然进入兴奋状态、躁动不安、伤人毁物等，应注意防范，加强护理。

二、护理诊断

1. 营养障碍：低于机体需要量。
2. 有受伤的危险，与丧失防护能力有关。
3. 有暴力行为危险，与突然转入兴奋状态有关。
4. 生活自理缺陷，如进食、排便困难等。
5. 有感染的可能，皮肤完整性破坏、肺部感染等。

三、护理目标

1. 患者生命体征保持稳定。

2. 无并发症发生。

3. 无被伤害或伤人行为发生。

四、护理措施

1. 针对不同病因采用适当的治疗及护理措施。

2. 注意患者安全护理。将患者安排在隔离室，单人居住。隔离室或重症监护室环境应安静、光线柔和、温度适宜。由于木僵患者失去防御能力，要防止其他患者的干扰和伤害。同时，也要提防患者突然转为兴奋而出现冲动伤人行为。

3. 根据病因不同，对木僵患者采用相应的治疗措施。患者若无禁忌证，应尽早给予电休克治疗。

4. 动态观察病情变化，做好保护性医疗。护理过程中应照顾体贴患者。切忌在患者面前谈论病情或取笑患者，以免对患者造成恶性刺激，使病情复杂化。

5. 做好生活护理，由于木僵患者丧失生活自理能力，护士应帮助患者做好个人卫生、口腔、皮肤、大小便、饮食等的护理。

（1）口腔护理　用生理盐水或清水1日3次清洗口腔，及时清除口腔分泌物，保持口腔清洁，维护呼吸道通畅。

（2）皮肤护理　保持皮肤清洁，定时翻身，避免躯体局部长期受压，防止褥疮形成。

（3）大小便护理　注意大小便情况，必要时予以导尿和灌肠。

（4）饮食护理　木僵患者进食多有困难，需耐心喂食，必要时予鼻饲流质饮食或安置胃管，及时补充体液和营养，维持水、电解质和能量代谢的平衡。

五、护理评价

1. 患者生命体征是否稳定、营养状况是否改善。

2. 患者有无并发症发生。

3. 患者木僵症状有无缓解。

复习思考

一、选择题

A1 型题（单项选择题）

1. 暴力行为发生的危险因素评估不包括（　　　　）

A. 精神症状 　　　　　　　　　　B. 个性特征

C. 诱发因素 　　　　　　　　　　D. 社会文化环境

E. 人口学因素

2. 自杀的分类不包括（　　）

A. 自杀死亡 　　　　　　　　　B. 自杀未遂

C. 自杀意念 　　　　　　　　　D. 自杀完成

E. 自杀威胁

二、简答题

1. 预防自杀的护理措施有哪些?

2. 暴力行为的护理措施有哪些?

扫一扫，知答案

扫一扫，看课件

第六章

精神障碍治疗的护理

【学习目标】

1. 掌握精神药物的分类及常用药物；精神药物的不良反应护理措施、电休克治疗的护理、精神科患者家庭护理的措施。

2. 熟悉精神药物治疗过程的护理问题、社区精神障碍护理防护。

3. 了解心理治疗、精神外科治疗的护理。

第一节 精神药物治疗的护理

一、精神药物概述

精神药物是指作用于中枢神经系统并能够影响人的认知、情感和行为等精神活动的药物，可分为抗精神病药物、抗抑郁药物、抗躁狂药物、抗焦虑药物四类。

（一）抗精神病药物

1. 典型抗精神病药物 又称传统抗精神病药物，称强安定剂，用于控制精神病症状，如幻觉、妄想、怪异或偏执行为等。常用的典型抗精神病药物可分为：①吩噻嗪类，代表药物为氯丙嗪、氟奋乃静等。②硫杂蒽类，代表药物为氯噻吨、三氟噻吨。③丁酰苯类，代表药物为氟哌啶醇。④苯甲酰胺类，代表药物为舒必利。

典型抗精神病药物的作用虽然广泛、疗效确切，但是不良反应发生率较高，常见的有以下几种。

（1）锥体外系不良反应 为最常见的不良反应，表现为：①急性肌张力障碍出现最早，症状常突然发生，表现为痉挛性斜颈、角弓反张，严重时动眼危象、扭转性痉挛。②类帕金森综合征最为常见，在治疗的 1～4 周出现，具有运动迟缓或不能、静止性震颤和齿轮样强直三大特征。③静坐不能表现为不可控制地来回走动、原地踏步、不能坐定。④迟发型运动障碍常出现在长期用药突然停止时，变现为口 – 舌 – 颊三联症，肢体不自主无目的地摆动、肌张力低下。

（2）抗胆碱能不良反应　传统药物中该不良反应较强，表现为中枢和外周两方面的症状。中枢症状有兴奋、焦虑不安，严重时出现谵妄，甚至昏迷。外周症状可表现为口干、瞳孔扩大、视物模糊、便秘、尿潴留等。

（3）恶性症候群　较为少见，但为最严重的症状，表现为高热、大汗、心动过速、肌肉强直，可迅速并发感染、心力衰竭、休克而死亡。

（4）其他　还可表现为皮肤过敏、直立性低血压、肝功能障碍、粒细胞减少症、心律失常和猝死等症状。

2. 非典型抗精神病药物　又称新型抗精神病药。非典型抗精神病药物对精神分裂症的阳性症状有效，对阴性症状如退缩、思维贫乏、情感淡漠也有一定疗效，还能改善认知功能。在治疗中，该类药物疗效较高且不良反应发生率较低，因此患者的依从性较高，复发率较低。常用的药物可分为：① 5- 羟色胺和多巴胺受体拮抗剂，代表药为利培酮、齐哌西酮。②多受体作用药，代表药为氯氮平、奥氮平等。③选择性 D_2/D_3 受体拮抗剂，代表药为阿米舒必利、瑞莫必利。④ D_2，$5-HT_{1A}$ 受体部分激动剂和 $5-HT_{2A}$ 受体拮抗剂，代表药为阿立哌唑。

（二）抗抑郁药物

临床上使用较为广泛的抗抑郁药主要分四类：①三环类抗抑郁药，包括阿米替林、丙咪嗪等。②选择性 5- 羟色胺再摄取抑制剂，代表药为氟西汀、帕罗西汀等。③单胺氧化酶抑制剂，代表药为吗氯贝胺。该药物作为二线抗抑郁药，其他药物无效时使用。④具有神经递质机制的抗抑郁药，代表药为马普替林。

该类药物常见的不良反应包括：①抗胆碱能不良反应最常见，表现为口干、便秘、视物模糊等。②心血管系统不良反应，如直立性低血压、心动过速、心律失常，甚至猝死。③神经及精神方面副作用表现为共济失调、癫痫发作、肌痉挛谵妄状态等。④其他，如过敏性皮疹，中毒性肝损害，突发停药可致恶心、呕吐和失眠等症状。

（三）抗躁狂药物

抗躁狂药物又称心境稳定剂，对躁狂或抑郁具有治疗或预防复发作用且不引起躁狂或抑郁转相。

目前用于治疗躁狂症的药物主要是锂盐，以碳酸锂最为常见，其疗效确切，为临床上治疗躁狂症的首选药物。锂盐有抗躁狂作用及预防躁狂症、双相障碍复发的作用，但是锂盐的治疗剂量与中毒剂量很接近，因此，在治疗期间需密切监测血锂浓度，根据血锂浓度调整用药剂量。有效的血锂浓度为 0.6 ～ 1.2mmol/L，超过 1.4mmol/L 即出现中毒症状，

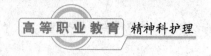

药量不足则无效。

锂盐治疗早期的不良反应有无力、疲乏、厌食、口渴、恶心、呕吐、便秘、腹泻等。随着锂盐的持续摄入，患者表现为多尿、烦渴、体重增加、甲状腺增大、黏液性水肿、手指细震颤。粗大震颤提示血药浓度已接近中毒水平。严重者痉挛发作、精神错乱、谵妄、昏迷甚至死亡。一旦发现中毒反应立即停用锂盐，给予大量生理盐水加速锂的排泄，严重者可进行血液透析。

（四）抗焦虑药物

抗焦虑药物是指用于稳定情绪，解除紧张、焦虑作用较强而镇静作用相对较弱的一类药物。一般在低剂量时具有镇静作用，高剂量时具有催眠作用。目前临床使用最广泛的药物是苯二氮卓类，常用的药物有地西泮、氯硝西泮、艾司唑仑等。该类药物会产生依赖性，因此常采用短期、间隔、交替、小剂量给药的方式治疗。

抗焦虑药物不良反应较小，安全可靠，常见的不良反应有头晕、乏力、嗜睡等。但是长期应用该类药物会产生依赖性，突然中断可引起戒断症状，宜采用逐步缓慢停药的方式。

二、使用精神药物的护理

（一）护理评估

1. 健康史 了解患者的一般情况，包括年龄、性别、婚姻、职业等。了解患者发病原因、时间、病程、既往病史及住院治疗情况、用药史、家族史、有无禁忌证等。

2. 身体状况 了解患者的器质性病变病史，用药前患者的躯体情况，包括生命体征、体格检查结果、实验室检查结果、饮食、睡眠、二便等。

3. 心理社会状况 有无自杀企图、主要的精神症状、对应激的应对方式、家庭社会支持情况、人际关系等。

（二）护理诊断

1. 躯体活动障碍 与精神药物锥体外系不良反应有关。

2. 营养失调 与药物不良反应、自理能力下降有关。

3. 便秘、腹泻 与抗胆碱能作用有关。

4. 有受伤的危险 与幻觉、妄想、运动障碍、自知力缺陷有关。

5. 不合作 与自知力缺陷有关。

（三）护理措施

1. 建立良好的护患关系 护士与患者建立良好的护患关系，向患者讲解药物的作用及可能出现的不良反应，可促进患者的合作和提高治疗依从性。配合药物治疗的效果，辅以心理护理可提高疗效。

2. 给药前的护理 给药前了解患者的精神症状和躯体情况，了解药物的目的、疗效、剂量和副作用。常规测量体温、脉搏、呼吸、血压等生命体征，并做好记录。

3. 给药时的护理 严格执行"三查八对"，发药到人并确保患者服下。必要时服后检查患者口腔、水杯等，防止患者藏药、弃药，警惕患者藏药累积后吞服自杀。发药过程中要警惕患者的冲动行为，防止抢药或毁坏物品。

4. 给药后的护理 密切观察患者服药后的反应，患者的症状是否改善、不良反应是否明显。仔细了解患者的主观感受，观察患者的神情、步态，评估患者的生理状况。发现问题，及时报告医生，立即采取相应的处理措施。

5. 健康教育 护士对患者及家属进行用药指导的健康教育，有利于提高患者服药的依从性，有利于患者做到治疗彻底、坚持服药、定期复查。同时保持和谐的家庭关系和良好的家庭氛围，有利于家人了解患者的病情，防止复发。

第二节 电抽搐治疗的护理

一、电抽搐治疗方法

电抽搐治疗（EST）又称电休克治疗，是用一定强度的电流通过大脑，引起意识丧失和痉挛发作，从而达到治疗目的的一种方法。目前临床上使用的是改良电抽搐治疗，指在通电前给予静脉麻醉剂和肌肉松弛剂，使通电过程中不发生抽搐，称为无抽搐电休克治疗（MECT）。

（一）适应证

1. 重度抑郁障碍：伴有强烈自伤、自杀行为者或明显自责自罪者。

2. 躁狂症：兴奋、躁动、易激惹，难以控制者。

3. 精神分裂症：存在危及生命的严重木僵、拒食、违拗者。

4. 精神药物治疗无效或对药物治疗不能耐受者。

（二）禁忌证

1. 中枢神经系统疾病 如脑肿瘤、癫痫、严重的脑血管疾病等。

2. 心血管系统疾病 如冠心病、高血压、心肌炎等。

3. 严重的脏器功能障碍 如肝肾功能障碍疾病。

（三）改良电抽搐治疗方法

1. 患者仰卧于治疗床上，检查口腔，摘除义齿，解开衣带领扣。

2. 治疗前 30 分钟，肌注阿托品 0.5 ～ 1mg，以减少呼吸道分泌物。

3. 静注麻醉剂（常用硫喷妥钠），静注时应缓慢，以诱导麻醉，静注至睫毛反射迟钝，对呼唤无反应、嗜睡状态时即可。

4.给予 0.2% 氯化琥珀胆碱 0.5～1mg/kg，静脉注射（10 秒钟注射完），约 2 分钟全身肌张力下降，腱反射消失，自主呼吸停止，此时为通电的最佳时机。

5.麻醉后期将涂有导电糊的电极紧贴在患者头部两颞侧，或单侧大脑非优势半球的顶颞侧。

6.疗程一般为 6～12 次。急性患者可每日 1 次后改隔日 1 次。

二、改良电抽搐治疗的护理

（一）治疗前的护理

1.严格掌握适应证和禁忌证，向患者解释治疗的目的、效果和注意事项等，消除紧张、恐惧心理，取得患者的同意并填写知情同意书。

2.治疗前完成详细的体格检查，了解患者的身体状况和重要脏器功能。为患者测量生命体征，若有异常，及时通知医生。

3.治疗前一天，协助患者清洁头发，保持头皮干燥，以免油垢影响通电效果。

4.治疗前禁食 8 小时，禁饮 6 小时。

5.治疗前让患者排空二便，取下假牙，松解领扣和裤带。

6.准备好治疗和急救所需的器械和药品等。

（二）治疗中的护理

1.患者取仰卧位，四肢自然伸直，两肩胛间放一沙垫，使头部后伸，脊柱前凸。

2.遵医嘱吸氧，电极板涂好电膏，并正确放好位置。

3.按照顺序使用麻醉剂和肌肉松弛药物，密切观察用药后的反应，当出现自主呼吸停止时，停止吸氧，将纱布包裹的压舌板放于臼齿间。

4.控制电流，使通过人体的电流为 90～130mA，通电时间为 2～4 秒。患者出现面肌、口、角、眼轮匝肌，手指和足趾轻微抽动，有的没有抽动，只是皮肤出现鸡皮疙瘩，此即为有效发作。

5.通电结束后，在睑面部和四肢肢端抽搐将停止时，用活瓣气囊供氧并行加压人工呼吸 5～10 分钟，自主呼吸恢复后，拔除静脉针头。

（三）治疗后的护理

1.密切观察患者的呼吸情况，待恢复正常后，将患者安置在安静病房内，采取侧卧位，防止窒息。

2.监护患者的生命体征，若出现异常，及时通知医生。

3.在患者未完全苏醒前，专人护理，防止发生跌倒摔伤。

4.如患者苏醒后发生记忆力减退，帮助患者并告知可以恢复。

第三节 其他治疗的护理

一、心理治疗的护理

心理治疗指运用心理学的理论和技术，通过言语、表情、举止行为相结合的方式来改变患者不正确的认知活动、情绪障碍和异常行为的一种治疗方法。

（一）心理治疗的分类

心理治疗的方法和形式多种多样，但大多数可以归纳为心理动力学派、行为主义、人本主义及系统论四大主干体系。下面主要介绍几类常用的心理治疗。

1.精神分析心理疗法 这是弗洛伊德所创立的一种心理治疗方法，主要基于以下理论。

（1）意识与潜意识 不同的意识层次包括意识和潜意识。一些本能冲动、被压抑的欲望或生命力却在不知不觉的潜在境界里发生，一般情况下不会被个体所觉察，但当个体的控制能力松懈时如醉酒、催眠状态或梦境中，偶尔会暂时出现在意识层次里，让个体觉察到，这称作潜意识或无意识。

（2）精神结构假说 弗洛伊德认为，人格结构由本我、自我、超我三部分组成。当自我功能较弱时，本我和超我之间的矛盾和冲突得不到解决，即可发生神经症状。

（3）防御机制 心理防御机制是自我的一种防卫功能，包括压抑、否认、投射、退化、隔离、抵消转化、合理化、补偿、升华、幽默、反向形成等各种形式。

2.行为疗法 是将生理学和心理学的研究成果用于消除、建立或矫正某种行为，从而达到治疗目的的方法。常见操作方法有以下几种。

（1）系统脱敏疗法 指循序渐进地、由弱到强一个一个地予以消除，最后把最强烈的焦虑反应也予以消除。异常行为被克服了，患者也重新建立了一种习惯于接触有害刺激而不再敏感的正常行为，这就是系统脱敏疗法。

（2）厌恶疗法 是一种帮助患者将所要戒除的症状同某种使人厌恶的或惩罚性的刺激结合起来，通过厌恶性条件作用，从而达到戒除或减少靶行为出现的目的。

3.人本主义心理疗法 人本主义心理学派认为，人有一种发展自身潜能的内在倾向，强调人生而平等，每个人都有自我实现和自我完善的潜力。人本主义疗法就是采用理解、沟通、关注等技术，帮助患者深化自我的认识，以鼓励与关爱使患者找到自我价值并发现自我需求，为实现自我的理想而努力的过程。

4.森田疗法 森田疗法是20世纪20年代日本的森田正马创立的一种心理治疗方法。森田认为，发生神经质的人都有疑病素质，他们对身体和心理方面的不适极为敏感，而过敏的感觉又会促使其进一步注意体验某种感觉。这样一来，感觉和注意就出现一种交互作用。森田称这一现象为"精神交互作用"，认为它是神经质产生的基本机制。基本治疗原则就是"顺其自然"，要求患者在这一态度的指导下正视消极体验，接受各种症状的出现，把心思放在应该去做的事情上。这样，患者心里的动机冲突就排除了，痛苦也就减轻了。

（二）心理治疗的过程

1. 心理诊断 首先建立良好的护患关系，全面收集与患者有关的资料，分析问题，然后针对患者的心理问题进行确认及诊断，最后与患者及家属共同制定心理治疗的目标。

2. 实施阶段 根据患者的问题采取各种治疗技术，通过给患者支持、理解、解释和反馈，改变患者的错误认知、不良态度和非适应性行为。

3. 结束阶段 治疗一段时间后，取得满意的治疗效果，进入结尾阶段，进行心理治疗的效果评估，包括患者的自我评估、家属对患者改善情况的评估、患者治疗前后心理测量结果的对比、护士的评定。最后总结经验，确定患者随访时间，促进患者的康复。

（三）心理治疗的护理

1. 治疗前的护理 提供安静、整洁、温馨的环境，不让他人干扰。治疗前背景材料准备充分，了解患者的相关资料有利于建立良好的护患关系。预约好患者在治疗前半小时到达治疗预备室，让患者休息放松。

2. 治疗中的护理 护士主要做好治疗者的助手，如保持环境的安静，收集资料，为患者提供帮助。

3. 治疗后的护理 护士陪同患者离开治疗室，询问患者的需求，预约下次治疗时间等。

二、精神外科治疗的护理

精神外科是指应用神经外科的手术方法治疗某些精神疾病的精神症状。开始于20世纪30年代，额叶白质切断术曾广泛地应用于欧美各国，虽经改良，终因手术损伤较大、效果不持久、并发症较多及精神药物的问世，而逐渐被药物治疗所取代。至20世纪70年代，立体定向手术方法的引入，用电凝、冷凝、激光代替手术刀，精神外科治疗的应用才有所回升。该方法适用于顽固、强烈的或反复出现自杀企图者；处于高度躁动、具有攻击、冲动或暴行的、不可遏制的兴奋状态，扰乱社会治安、妨碍生产、影响家庭安全者；疾病顽固、难治且痛苦者；经药物治疗、休克治疗、心理治疗及其他治疗久治不愈的精神障碍者。

第四节 精神疾病患者的家庭护理与社区防治

一、精神疾病患者的家庭护理

家庭护理是以家庭系统为单位，把家庭看作一个整体，在特殊环境中进行心理、康复治疗及护理的过程。以护理人员为主体，直接进行实施和指导，协助家属对患者的护理。家庭护理的原则包括独特性原则、能动性原则、协作性原则、慎重性原则和中立性原则。

家庭护理措施包括以下几个方面。

1. 生活护理

（1）个人卫生　大多数患者可以自行料理个人卫生，部分患者需要督促或协助才能完成。护士做好家属和患者的心理护理，鼓励患者尽量自己完成，不要让家属一手包办。在康复期帮助患者尽快摆脱患者角色，调整其心态。

（2）饮食　保证患者每日进食量，注意营养搭配，建立良好的饮食习惯。不要暴饮暴食，不随意进补，不饮咖啡、浓茶，不抽烟，不喝酒。防止患者出现拒食、抢食、不知饥饱、暴饮暴食等现象。

（3）睡眠　创造良好的睡眠环境，避免强光和噪音的刺激，合理安排睡眠时间，睡觉前禁饮浓茶、咖啡等刺激性食物。

2. 用药护理　长期用药是一些精神疾病的主要治疗手段，因此，提高患者服药依从性是家庭护理中一个重要的内容。

3. 心理护理　首先帮助家属正确认识精神疾病，以平等的态度去关怀鼓励患者，以正确实施家庭护理。同时，家属应尊重关心患者，保持家庭和睦的气氛，及时发现患者可能存在的心理问题并加以疏导，鼓励患者表达情感，鼓励患者参加社交活动。

4. 病情的监测　主要包括：①睡眠规律变化；②情绪的变化；③自知力的变化；④整体功能下降；⑤精神症状复现。

5. 意外事件的处理　患者的行为受妄想、幻觉等影响，故必须注意家庭护理的安全防护。家属应了解意外事件的急救和处理技术，安全防范。遇到外伤、吞食异物、自缢等情况切勿慌乱，及时通知急救站或附近医院，同时迅速进行现场抢救。

二、精神疾病的社区防治

社区卫生护理工作，不仅局限于患者个体的早期诊断、治疗及后期的康复，而且是面向整个社区促进群体的精神卫生水平。随着人类健康需求和健康意识的提高，社区精神卫生护理工作的范围越来越广泛，主要包括三个层次：①一级预防，也称病因预防，指预防疾病的发生，消除和减少致病因素。②二级预防，也称临床前期预防，指早期发现、早期治疗，防止疾病进一步发展，争取良好预后，预防复发。③三级预防，也称康复期预防，指促进需要长期照顾的患者康复，防止和减少残疾的发生。

三、社区精神卫生护理

1. 对患者的护理措施

（1）日常生活护理　指导患者合理安排其日常生活，制订治疗计划，定期家访，督促执行，评估疗效，及时调整，提高患者自理能力。

（2）安排康复场所　在患者出院到独立生活阶段，安排患者进入精神卫生康复场所接受康复治疗，平稳过渡。

（3）指导社会功能康复　指导患者进行生活技能训练、职业技能训练、认知技能训练等，使患者的社会功能逐渐得到康复，更好地适应社会。

2. 对患者家庭的护理措施

（1）以家庭为中心的康复与处理　护理人员应了解家属的精神状况，纠正患者家属对疾病的不良认知，维护家庭原来的支持系统。

（2）定期家庭访视　通过定期的家庭访视，及时发现问题并且给予相应的处理。根据患者情况，及时调整，在家属的协助下，进行下一步治疗。

（3）寻求家属和朋友的支持　对患者的一些问题，需要患者亲友的帮助，如经济问题、工作安排等。

复习思考

1. 常用的精神药物有哪些？
2. 简述改良电抽搐治疗的适应证。
3. 心理治疗有哪些分类？
4. 简述精神疾病社区护理的三级预防。

扫一扫，知答案

扫一扫，看课件

第 七 章

器质性精神障碍的护理

【学习目标】

1. 掌握阿尔茨海默病的概念及常见的脑器质性精神障碍的护理措施。
2. 熟悉器质性精神障碍常见的临床综合征。
3. 了解器质性精神障碍的概念。

案例导入

患者，男性，58岁，职业教师。进行性记忆及生活能力减退两年。患者在两年前出现记忆力问题，最初表现为不能记住学生的名字、记不住看过的电视剧等，后出现记忆力明显下降的表现，例如烧水忘记关火差点引发火灾，常反复购买同样的商品，甚至遗失手机及钱包等。3个月前出门，因无法找到回家的路而导致家人到处寻找。以前注重仪容仪表，而病后却非常邋遢，不洗澡，不换衣，最近连吃饭也需要家人提醒。经记忆检查发现记忆很差，如无法回忆早餐内容等。情感反应比较冷漠、简单，但并未出现典型的幻觉、妄想和抑郁。

请问：判断该患者出现了什么情况？提出主要的护理诊断。

第一节 概 述

一、基本概念

器质性精神障碍是指由脑部或躯体疾病引发的精神障碍。前者是由脑变性疾病、脑外伤、脑血管病、颅内肿瘤、癫痫等导致的精神障碍，可称为脑器质性精神障碍。后者则是由脑以外的躯体疾病（如内脏器官疾病、躯体感染等）引起的精神障碍。

二、常见的临床综合征

器质性精神障碍的主要表现有谵妄和痴呆及遗忘综合征、器质性幻觉症、器质性心境障碍等。这里主要介绍谵妄和痴呆。

（一）谵妄

谵妄因起病急、病程短且病情发展迅速，故又称急性脑综合征。主要表现为急性、一过性及广泛性的认知障碍，尤其以意识障碍为主要特征。具体临床表现为：

1.意识障碍 意识清晰度的下降是谵妄的核心症状，因患者原发疾病的性质及严重程度的不同而差异较大，轻度者仅出现嗜睡，中度者出现意识混浊状态，重度者可出现昏迷。此外，意识障碍的严重程度还有昼轻夜重的特点。患者多有周围环境定向障碍，严重者甚至有自我定向障碍。

2.错觉及幻觉 多表现为恐怖性的错视、幻视。例如把药片看成小虫、把输液管看成蛇等。对有幻视的患者应考虑是否存在器质性精神障碍。

3.思维障碍 主要表现为思维不连贯及语言凌乱，但应注意和思维破裂的区别，思维不连贯是在意识障碍的基础上产生的。

4.情绪障碍 有非常明显的情绪异常，包括恐惧、焦虑、愤怒、抑郁，甚至欣快。

5.记忆障碍 以即刻记忆及近记忆障碍最明显，尤其是新近发生的事情难以记忆。

（二）痴呆

痴呆又称慢性脑综合征，是一种较严重的、持续的认知障碍。主要特征是缓慢出现的智能减退，并伴有程度不同的人格改变，但无意识障碍。临床表现为：

1.认知功能障碍 痴呆多缓慢、隐匿发生。记忆力减退是其常见症状，早期患者出现近记忆障碍，学习新事物的能力明显下降，严重者甚至无法找到回家的路。随着病情的进展，远记忆能力也受损，严重者常用虚构的方式来弥补记忆方面的缺失。患者思维缓慢、贫乏，对一般事物的理解力及判断力愈来愈差，注意力也逐渐受损，还可出现时间、地点及人物的定向力障碍。

2.语言障碍 在患病初期，患者语言表达尚属正常，但随着病情的进展，语言理解和表达严重受损，可出现语言的刻板重复、不连贯或是发出没有意义的声音。重度痴呆的患者则表现为缄默。

3.人格改变 患者表现为兴趣减少、情感淡漠、主动性差、社会性退缩，但也可能表现出脱抑制行为（如冲动、幼稚行为等），并可出现焦虑、易激惹、抑郁及情绪不稳等情绪症状。患者的社会功能受损，无法独立完成日常生活，晚期运动功能逐步丧失，生活无法自理，甚至无法自行完成穿衣、洗澡、进食和大小便等行为。

（三）遗忘综合征

遗忘综合征又称柯萨科夫综合征，是由脑部器质性病变所导致的一种选择性或局灶认知功能障碍，以近期记忆障碍为主要特征，无意识障碍，智能相对完好。其最常见的病因是酒精滥用导致维生素 B_1 缺乏造成脑和边缘颞叶结构损害。主要表现为记忆障碍，特别是近期记忆障碍，注意力和瞬时记忆正常；患者很难学习和回忆新知识，常有错构和虚构；其他认知功能保持相对完好。由于患者言谈举止大体正常，早期易被忽视。

第二节　常见的脑器质性精神障碍

一、阿尔茨海默病

阿尔茨海默病（Alzheimer's disease，AD）是一种病因未明的中枢神经系统原发性退行性变性疾病。多发病于老年时期，潜隐起病，病程呈进行性，以智能损害为主。

AD 常起病隐匿，病程进展缓慢，患者及家属常难以说清何时起病，平均病程为 $5 \sim 10$ 年。根据疾病的发展及认知功能缺损的严重程度，可将之分为轻度、中度及重度，各期之间有重叠和交叉，没有截然界限。

1. 轻度表现

（1）近记忆障碍，例如忘记重要的约会、记不住周围人的姓名等。

（2）学习新知识和技能的能力减退，计算能力下降，简单计算都难以完成。

（3）时间、空间、地点的定向力障碍。如混淆时间观念、不知道当天的日期、在熟悉的环境也会迷失方向等。

（4）发生语言障碍，情绪也经常出现变化。语言障碍的具体表现为找词困难、用词不当，或是讲话啰唆、张冠李戴，且大多数患者有情绪不稳、苦恼焦虑、易激惹的表现。

（5）患者出现兴趣下降、活动减少，不注重外表，个性变得固执且多疑。

2. 中度表现

（1）近记忆障碍日渐严重，远记忆也受到明显损伤。例如记不住家里地址，能记得住自己的名字，却不知亲人是谁。

（2）智力出现障碍，理解、判断、计算、定向力都受损，思维丧失条理，思维内容贫乏，说话常跑题。

（3）行为异于常人，人格改变且认知缺乏。患者行为紊乱，不合作，甚至会出现攻击性行为；不爱卫生，偷藏物品，偷盗且没有羞耻感，甚至会在大庭广众下裸体、手淫等；易出现妄想、幻觉等。

（4）睡眠失去规律（可能会晚上活动，白天卧床），饮食没有规律，生活自理能力亦下降，需他人帮助料理生活，家庭劳动也难以完成。患者可能一天进食数次，也可能整日不进食，对饥饱没有感觉。

3. 重度表现

（1）近记忆和远记忆完全消失。不知道进食，不认识亲人和自己。

（2）言语功能逐步丧失，仅能说简单词汇，重复呆板或是仅能发出让人无法理解的声音，还可出现肌痉挛、震颤等表现。

（3）无法站立和走动，失去行走的能力，大小便失禁，只能终日卧床由专人照看生活。

（4）神经系统最明显的体征是肌张力增高及肢体屈曲。

二、血管性痴呆

血管性痴呆（vascular dementia，VD）指由脑血管病所引起的以痴呆为主要临床表现的一种疾病。作为脑血管病结局的 VD，常急性或是亚急性起病，病程进展存在明显的波动性和阶梯性，有时候能在较长的时间内处于稳定，也有患者会因脑血流的供应得到改善而出现记忆的好转或改善。

VD 的临床表现可分为早期症状（由于潜伏期较长，早期不易被发现）、局限性神经系统症状及痴呆症状。

1. 早期症状 主要表现为脑衰弱综合征，患者可出现情绪不稳定、头痛、头晕、注意力不集中、工作效率降低、易疲劳、失眠或多眠的表现，也可有近记忆力下降的表现，从而引发患者的继发性焦虑。

2. 局限性神经系统症状 脑出血或脑梗死的部位不同所引发的症状也不相同，其中比较突出的表现有假性延髓性麻痹、吞咽困难、构音障碍、中枢性面肌麻痹、程度不同的偏瘫、失语、失认或失用、癫痫大发作及尿失禁等。

3. 痴呆症状 以记忆力下降为主要表现的局限性痴呆为主。其早期的痴呆症状和 AD 有明显不同，主要表现是：虽然有记忆障碍，但患者的自知力或部分自知力在相当长的时间段内得以保存，且患者知晓自己有记忆力下降、易忘事的表现，有些患者会为此出现抑郁或焦虑情绪，有的患者表现为病理性的赘述，说话啰唆，没有次序和主次。虽然患者的智力和记忆力有所下降，但其日常的生活能力、判断力、理解力和待人接物的能力可在较长的时间段内保持良好状态，人格也能够保持得比较完好。

三、其他脑部疾病所致精神障碍

1. 脑外伤伴发的精神障碍 在颅脑受到直接或间接的外伤致脑组织损伤的基础上，患者出现的各种精神障碍。这种精神障碍可在受外伤后马上出现，也可能在外伤后间隔较长一段时间出现。其病因较为复杂。

2. 癫痫性精神障碍　癫痫是由多种原因引发脑内异常放电而导致的一过性反复发作的临床综合征。根据患者临床表现的不同，可分为大发作、小发作、局限性发作、精神运动性发作及癫痫持续状态等。该病的病因和发病机理尚没有完全阐明，依据其病因的不同，可划分为原发性及继发性癫痫。

3. 颅内感染所致精神障碍　是脑组织直接被细菌、病毒或其他的微生物损害而引发的精神障碍。散发性脑炎、结核性或化脓性脑膜炎、流行性乙型脑炎、艾滋病、脑梅毒等都可引发精神障碍。

4. 颅内肿瘤所致精神障碍　颅内肿瘤可损害正常脑组织、压迫邻近脑实质或脑血管，造成颅内压升高，出现神经系统症状、癫痫发作或精神症状。其发病机制颇为复杂，与肿瘤引起颅内高压，肿瘤部位、性质、生长速度，以及个体素质等多种因素的综合作用有关。

第三节　躯体疾病所致精神障碍

一、病因与发病机制

该病的主要发病原因是各种躯体疾病，由于躯体疾病导致中枢神经系统出现功能紊乱，从而引起各种精神症状。此外，其他一些因素（生物学因素、心理因素及环境因素等）对该病也有促发的作用。

1. 病因

（1）各种躯体疾病　包括各种躯体感染、内脏器官疾病、内分泌疾病和代谢性疾病、免疫系统疾病。

（2）相关促发因素　包括年龄（婴幼儿及老年人的发生率较高）、个人体质（如酒依赖或药物依赖患者的脑功能会受到影响，在躯体疾病引起神经系统功能紊乱时更容易发生精神障碍）、既往史（曾发生各种脑外伤或精神疾病患者发生躯体疾病时更易发生精神障碍）、病前人格（有明显的抑郁人格、焦虑人格、偏执人格患者在发生躯体疾病时更易发生精神障碍）、其他因素（环境、应激、心理矛盾等）。

2. 发病机制　躯体疾病所致精神障碍发病机制可能有以下几方面。

（1）躯体疾病引起的代谢障碍使机体的能量供应不足，从而引发中枢神经系统功能的紊乱。

（2）躯体疾病引起中枢神经系统缺氧，从而引发功能障碍。

（3）病毒、细菌、寄生虫和很多化学物质作为外源性的毒物侵入人体，中枢神经系统受到其本身和中间产生的代谢产物的作用，引起功能紊乱。

（4）水电解质代谢紊乱、酸碱平衡失调等引起神经系统功能紊乱。

（5）中枢神经系统会受到某些药物或有害物质的直接影响而发生神经生化的变化，引起功能紊乱。

（6）外源性有害因素引发躯体应激反应，机体发生生理、生化、免疫、内分泌等方面的改变，进而影响脑的功能。

二、临床特征

精神症状的发生发展、严重程度和转归等情况同患者躯体疾病的病程发展一致，即精神症状是随着躯体疾病的产生而发生，随着躯体疾病的加重而变得明显，并随着躯体疾病的缓解或缓解或治愈而消失。精神症状往往在躯体疾病的高潮期出现；大多数精神症状会有昼轻夜重的表现；表现出相应躯体疾病的症状和体征；实验室检查的阳性结果；疾病的预后同原发疾病的治疗密切关系。

三、临床表现

躯体疾病伴发精神障碍虽病因不同，但其精神症状表现有共同特点。

1. 神经衰弱样综合征　多见于躯体疾病的初期、恢复期或慢性疾病的过程中，表现为头晕、头痛、注意力不集中、记忆力减退、疲倦无力、睡眠障碍、情绪不稳、焦虑不安等。

2. 意识障碍　多见于急性期或慢性躯体疾病的症状恶化期，表现为不同程度的意识障碍，可从嗜睡到昏迷，以谵妄较多见。意识恢复后，可部分或全部遗忘。

3. 精神病状态　见于其他慢性疾病或严重疾病之后，可出现较为持续的幻觉妄想状态，也可表现为类躁狂抑郁状态。

4. 性格行为改变　较为少见，主要表现为性格、行为和智能改变。

四、诊断及鉴别诊断

1. 对躯体疾病所致精神障碍进行诊断的主要依据　①有原发疾病的诊断，且有证据显示该原发疾病能引发精神障碍。②有躯体疾病与精神障碍在发生、发展及转归等过程中有密切关系的依据。③有对精神障碍的诊断，但若精神障碍无典型表现，则难以诊断为典型的功能性精神障碍。

2. 鉴别诊断　①与器质性疾病所致的精神障碍鉴别：原发病在脑部，经检查可知脑部有明显的病理改变，如进行颅脑 CT、脑脊液检查等阳性表现明显的定位性神经体征。②与伴发的功能性精神障碍鉴别：躯体疾病所致慢性精神障碍的抑郁状态、类精神分裂症样状态、类躁狂状态有时很难从临床症状上和功能性精神障碍相区别，但可从疾病的过程、躯体体征的阳性表现和实验室检查方面进行区别。

五、治疗

要治疗躯体疾病所致精神障碍，最重要的是原发病的治疗及对症治疗。

1. 病因治疗 首先应及时治疗躯体的原发疾病，停止使用能引发精神障碍的药物。

2. 支持治疗 纠正水、电解质及酸碱平衡紊乱并注意营养支持。

3. 精神症状的控制 应用抗精神障碍的药物一定要慎重，起始的剂量要低，逐步增加剂量，在症状稳定后，应考虑逐步减少剂量。在用药时还应注意药物在使用时的禁忌证，在患者用药后还应密切观察其有无不良反应。

4. 心理治疗 在疾病恢复期对患者进行支持性的心理治疗有助于患者的康复。

第四节 常见脑器质性精神障碍患者的护理

一、护理评估

1. 主观资料

（1）评估患者姓名、性别、年龄、职业、单位、住址、文化、婚姻等一般情况，评估患者的生活经历、生活方式、性格特征、兴趣爱好，是否可与周围的人和睦相处，有无可促发疾病的因素存在，以及经济状况、社会功能、社会地位等。

（2）评估患者是否有脑器质性疾病及该脑器质疾病和精神障碍间的关系，倾听患者的主诉，了解患者的主观感受和就医原因及采取过哪些治疗措施。

（3）评估患者是否有发热、抽搐、昏迷和药物过敏史，曾经是否有过精神病史。如有过，应了解患者的诊断、治疗和用药的过程及效果如何。

2. 客观资料

（1）评估患者是否出现了精神症状 ①认知活动：患者是否出现了幻觉或错觉，其思维活动是否发生改变，近记忆力和远记忆力是否下降，注意力是否涣散，有没有智能减退或痴呆的表现，有没有遗忘、虚构或错构，人格有没有改变。②意识活动：患者有没有意识障碍，如果有，评估意识障碍达到何种程度。并评估主动接触和被动接触的能力如何。③意志行为：患者是否有躁动兴奋、不停吵闹、冲动毁物或主动性降低、行为退缩的表现。④情感活动：患者有没有情感低落、恐惧焦虑的表现，是否对周围环境漠不关心或是易激惹。⑤仪表：患者是否有衣着不整、服饰特殊的表现。⑥其他：评估患者的睡眠和饮食情况及生活自理的程度。

（2）护理体检　①评估患者的生命体征、表情、面容和营养状况。②评估患者是否出现震颤、口齿不清、抽搐、瘫痪、步态不稳、肌张力增高等相关的神经系统的症状及体征。③评估相关的实验室及其他辅助检查结果。

二、护理诊断

对患者进行评估后，护理人员应对患者存在的问题进行分析，与脑器质性精神障碍相关的护理诊断见表7-1。

表7-1　常见的脑器质性精神障碍护理诊断

护理诊断	相关因素
1. 急性或慢性意识障碍：嗜睡、意识模糊、谵妄等	与脑部外伤、感染、变性改变和肿瘤等疾患有关；与躯体疾病伴发的精神障碍有关（大多以轻重程度不一的意识障碍为主要症状）
2. 睡眠形态紊乱：易醒、难以入睡、睡眠规律颠倒等	与因脑部病变所致缺氧有关；与焦虑有关；与意识障碍早期有嗜睡表现有关
3. 营养失调：低于机体需要量	与食欲差有关；与生活自理能力下降有关；与合并感染、机体消耗量大有关
4. 进食/穿着/如厕/卫生自理缺陷	与原发脑部疾患、意识障碍、痴呆有关；与精神障碍有关；与躯体疾病有关
5. 语言沟通障碍	与认知功能受损有关
6. 尿潴留、便秘、排便失禁	与精神药物不良反应、意识障碍、痴呆有关
7. 有对自己或他人实施暴力的危险	与精神症状有关；与妄想、错觉、幻觉有关；与意识障碍、谵妄状态及精神错乱有关
8. 有感染的危险	与体质虚弱、生活自理能力下降有关
9. 有皮肤完整性受损的危险	与长时间卧床有关
10. 焦虑	与原发的疾病有关；与精神症状有关；与对疾病的担心、恐惧有关；与担心被社会及家人歧视或抛弃有关；与伴发的抑郁和焦虑症状有关
11. 防护能力低下	与出现的精神症状有关；与疾病导致的机体抵抗力降低有关；与意识障碍有关
12. 活动无耐力	与躯体慢性疾病消耗量大有关；与严重躯体疾病需卧床休息有关
13. 有自伤及自杀的危险	与出现抑郁状态有关；与对治疗失去信心有关
14. 疲乏	与出现抑郁状态有关；与伴发的精神障碍有关
15. 社会交往障碍	与受到社会歧视有关

三、护理措施

1. 基础护理

（1）生活护理　给患者创造舒适、安全、整洁的环境，提供生活必需品，制订日常生活时间表，鼓励患者独立完成饮食、排便等活动及进行功能活动。

（2）饮食护理　提供营养丰富、易消化、符合患者口味的饮食，依据患者情况选择低盐低脂饮食。

（3）睡眠护理　提供良好的睡眠环境，指导患者如何尽快入眠（如睡前不要从事易使人紧张或兴奋的活动、睡前温水泡脚等），规律作息。缓解躯体疼痛，必要时应用镇静催眠剂。

2. 安全护理

（1）有意识障碍者　专人护理以保证患者安全，做好基础护理，发生癫痫抽搐时，立即就地平卧，注意保持呼吸道通畅，保证肢体和关节的安全。

（2）有感觉障碍者　在为有感觉障碍者保暖时应注意用毛巾包裹热水袋，且温度不可过高，并勤换位置。对喜好收藏物品的患者应经常检查，以免患者受伤。

（3）受到幻觉、妄想支配者　设法将患者的注意力转移到其感兴趣的事情上，安慰患者，房内不能有危险物品，减少不良刺激。对于躁动、易激惹的患者应分开管理，全面监测患者病情，了解患者的思想并能对其行为做出预测，防止暴力行为及自杀行为的出现，必要时应用保护性约束或用药物控制。

3. 心理护理

（1）恰当沟通，聆听患者感受，分析了解患者的心理问题，理解、开导患者，尽可能减轻患者的负面情绪，用积极向上的情绪感染患者，帮助患者建立战胜疾病的勇气和信心。

（2）在患者出现言语障碍、智能减退甚至痴呆时，由于其难以清楚表达症状，因此护士要全方位观察病情以提供正确的信息，与患者交流时宜用词简短，放慢速度，多次重复，细致耐心。还可每天帮助患者熟悉周围环境，认识亲人，多次强化，以帮助患者记忆。

（3）关注患者的情绪，及时发现不良心理反应及情绪，指导患者自我调节和控制情绪。另外，要注意防止发生意外事件。

复习思考

1. 什么是谵妄？其临床表现是什么？
2. 阿尔茨海默病所致中度精神障碍的主要表现是什么？
3. 试鉴别阿尔茨海默病和血管性痴呆。

扫一扫，知答案

扫一扫，看课件

第八章

精神活性物质所致精神障碍的护理

【学习目标】

1. 掌握精神活性物质所致精神障碍的基本概念、原因、护理措施及健康教育。

2. 熟悉常见的精神活性物质所致精神障碍的临床表现、治疗原则及措施；精神活性物质所致精神障碍患者的护理。

第一节 概 述

一、基本概念

1. 精神活性物质 精神活性物质（psychoactive substance）又称成瘾物质，本章简称物质，是指来自体外，能显著影响人的情绪、行为，改变人的意识状态，并有致依赖作用的一类化学物质。常见的精神活性物质有酒类、阿片类、催眠药、抗焦虑剂、大麻、兴奋剂、致幻剂、烟草等。

2. 依赖 依赖（dependence）与成瘾（addiction）常常互用，指一组由反复使用精神活性物质引起的行为、认知和生理症状群，尽管使用者明知滥用成瘾物质对自身有害，但仍然难以控制，结果导致耐受性增加、戒断症状和强迫性觅药行为。精神活性物质依赖可分为躯体依赖和精神依赖。

3. 滥用 滥用（abuse）又称有害使用，是指偏离医疗所需或有悖于社会常规，反复使用精神活性物质并导致躯体或心理方面出现明显不良后果，如不能完成工作或学业，损害躯体、心理健康，导致法律上的问题等。

4. 耐受性 耐受性（tolerance）是指反复使用某种物质后，脑部及身体已适应较高的物质浓度，其效应逐渐降低，若欲达到与初期使用相同的效应必须加大剂量。

5. 戒断状态　戒断状态（withdrawal state）是指因减少或停用精神活性物质或使用拮抗剂所致的特殊心理生理症状群，或致社会功能受损。

二、精神活性物质的分类

根据精神活性物质的药理特性，主要将之分为七大类。

1. 中枢神经系统抑制剂（depressants）　能抑制中枢神经系统，如酒精、苯二氮䓬类、巴比妥类等。

2. 中枢神经系统兴奋剂（stimulants）　能兴奋中枢神经系统，如咖啡因、苯丙胺类、可卡因等。

3. 大麻（cannabis，marijuana）　世界上最古老的致幻剂，吸入或食用适量可使人欣快，增加剂量可使人进入梦幻，陷入深沉的睡眠中，主要成分为四氢大麻酚。

4. 致幻剂（hallucinogen）　又称迷幻药，能改变意识状态或感知觉，如麦角酸二乙酰胺（LSD）、仙人掌毒素（mescaline）、苯环己哌啶（PCP）、氯胺酮（ketamine）等。

5. 阿片类（opioids）　包括天然、人工合成或半合成的阿片类物质，如阿片（鸦片）、海洛因、吗啡、哌替啶（杜冷丁）、美沙酮、二氢埃托啡、丁丙诺啡等。

6. 挥发性有机溶剂（solvents）　会导致知觉受损、失去判断和协调能力，抑制呼吸，甚至导致脑部受损，如丙酮、甲苯、汽油、嗅胶、苯环己哌啶等。

7. 烟草（tobacco）　主要成分是尼古丁，具有兴奋和抑制双重作用。

三、病因

（一）生物学因素

1. 脑内吗啡受体与物质依赖　现已发现，脑内存在对吗啡有特殊亲和力的吗啡受体。由此推测，药物迅速形成依赖性可能与外源性吗啡与吗啡受体的结合作用密切相关。

2. 脑内"犒赏系统"与物质依赖　研究发现，人类所滥用的物质，如阿片类、酒精、烟草、苯丙胺和可卡因等，尽管有不同的药理作用，但最后共同通路均作用于中脑边缘多巴胺系统，促进多巴胺释放，使突触间隙中多巴胺增加，过多的多巴胺连续刺激下一个神经元受体产生一系列强烈而短暂的刺激"高峰"，大脑犒赏中枢发出愉快的信号，使吸食者主观上产生欣快感和陶醉感。研究还发现，精神活性物质依赖的发生是由于精神活性物质长期反复暴露，使中枢神经系统特别是中脑边缘多巴胺系统发生细胞及分子水平上的适应。因此，药物对犒赏系统的作用是产生精神依赖及觅药行为的根本动因。

3. 遗传学因素与物质依赖　有关家系、双生子及寄养子的研究发现，物质滥用的易感性因素是由基因决定的，如酒精依赖的遗传度是 52% ～ 63%。目前发现有两个途径可将这种易感性从上一代传至下一代，一个是直接遗传的酒精或药物依赖易感性，另一个是间接的方式，将反社会人格传给下一代。

4. 代谢速度与物质依赖　代谢速度不同，对精神活性物质的耐受性也不同，依赖的易感性也有很大差异。如天生缺乏乙醛脱氢酶（ALDH）的个体，饮酒后乙醇代谢成乙醛，但乙醛不能继续转变为乙酸而在体内堆积造成严重的醉酒反应，反之则易于形成酒精依赖。

此外，人体内的一些神经递质如5-羟色胺、多巴胺、去甲肾上腺素等也参与了物质依赖的形成。

（二）心理因素

行为理论认为，对于物质依赖者来说，精神活性物质可被视为一种行为的强化因子，在不断得到用药快感的同时暂时摆脱了生活中的不愉快事件，减少了焦虑，因此分别获得正性和负性两方面的强化作用。而中断用药所产生的戒断症状带来的痛苦体验与强烈的渴求，也同样属于另一种负性强化作用，最终使依赖行为成为一种顽强的行为模式。

性格特征也会影响个体的物质依赖。研究证实，吸毒者有明显的个性特征，如反社会性、过度敏感、情绪控制较差、易冲动性、耐受性差、缺乏有效的防御机制、追求即刻满足等。嗜酒者病前人格特征常为被动、依赖、自我中心、易生闷气、缺乏自尊心、有反社会倾向等。另外，有神经质倾向的个体吸烟率较高。研究还发现，负性情绪如焦虑、抑郁、痛苦等往往是戒毒者复吸的首要原因。此外，许多物质依赖者处于未成年期或青春期，这一时期除生理发育变化较大外，其心理也不稳定，容易受外界各种因素影响而使用精神活性物质。

（三）社会因素

1. 家庭因素　家庭功能失调使得子女无法从父母那里得到适当的爱和管教，从而导致行为问题的发生。家庭矛盾，单亲家庭，家庭成员的吸烟、饮酒、用药行为等都会影响个体的物质滥用。

2. 社会文化因素　有些国家认为饮酒是生活需要，是文化的表现，这就易助长酗酒行为的发生；社会环境急剧动荡往往加剧或促进酗酒及吸毒流行；社会生活节奏加快及由此产生的应激反应，会诱发人们滥用抗焦虑药物或兴奋剂。此外，医疗使用不当等也是物质滥用的危险因素。

3. 人际因素　青少年因为好奇容易在朋友的邀约及怂恿下尝试使用精神活性物质，并逐渐从偶尔为之慢慢导致成瘾，成为物质滥用者，如近年来常发生在娱乐场所中使用摇头丸或K粉等。

第二节　常见的精神活性物质所致精神障碍

一、酒精所致精神障碍

酒精（乙醇）是世界上应用最为广泛的成瘾物质，酒依赖（alcoholism）已成为严重的社会问题和医学问题，引起了全世界的普遍关注。

（一）临床表现

1. 急性酒中毒（alcohol intoxication） 大量饮酒后，绝大多数醉酒者发生构音不清、共济失调，并伴有心率加快、呼吸急促、血压降低、皮肤血管扩张、呕吐、意识清晰度下降等，但记忆力和定向力多能保持完整。

2. 酒依赖（alcohol dependence） 俗称"酒瘾"，是由于长期反复饮酒所致的对酒渴求的一种特殊心理状态，这种渴求导致的行为极大地优先于其他重要活动。

3. 戒断状态 指长期大量饮酒者减少或停止饮酒后所引起的一系列躯体和精神症状。症状的严重程度受多种因素影响，如个体饮酒方式、饮酒类型、年龄、机体状况、既往的戒酒症状等。

4. 酒精所致神经系统损害 指长期（一般5年以上）大量饮酒引起的严重脑器质性损害。临床以记忆力缺损、痴呆和人格改变等为主要特征，绝大部分患者不能完全恢复正常。

（二）治疗

对酒精强烈渴求和躯体依赖的患者，一般需住院隔离进行戒酒治疗，治疗期间应保证杜绝酒的一切来源。

1. 戒酒 根据患者酒依赖的严重程度密切观察与监护实施，轻者可尝试一次性戒断，严重者可采用递减法逐渐戒酒，以避免出现严重的戒断症状，危及生命。

2. 拮抗剂戒酒 戒酒硫（tetreathylthiuram disulfiram，TETD）是酒精中毒常用的拮抗剂之一。戒酒硫能抑制乙醛脱氢酶，当患者用此药再饮酒时，5～10分钟之后，乙醛在体内聚积产生恶心、呕吐、脸红、心悸、焦虑等"潮红反应"，使之厌恶饮酒。戒酒硫一般在最后一次饮酒后24小时服用，5天内不能饮酒。若饮酒量较多，产生乙醛综合征，可危及生命。有心血管疾病、躯体功能较差者禁用。

3. 支持疗法 多数患者有神经系统损害或躯体营养状态较差，可给予神经营养剂，同时补充B族维生素和维生素C及其他营养素，维持水、电解质平衡。

4. 药物治疗 可选用抗精神病药物，起始剂量要小，根据病情逐渐加量，症状控制后减量。

5. 过量中毒 积极采取催吐、洗胃、加强代谢等措施对症处理。纳洛酮为纯阿片受体拮抗药，可使患者血中酒精浓度快速下降促进其清醒，从而减少或避免意识不清者呕吐、窒息等并发症发生，入院后要尽快使用。

6. 心理治疗 在治疗及康复期应积极进行心理治疗，以帮助患者彻底摆脱酒依赖，重新回到正常的生活中。

二、阿片类物质所致精神障碍

（一）药理作用

阿片类物质（opiates）是指任何天然的或合成的、对机体产生类似吗啡效应的一类药物。主要包括阿片（opium）、阿片中提取的生物碱吗啡（morphine）、吗啡衍生物海洛因（heroin），以及人工合成的哌替啶、美沙酮（methadone）等。阿片类物质可通过不同的途径给药，如口服、注射或吸食等。

阿片类物质的主要药理作用包括镇痛、镇静、抑制呼吸中枢、抑制咳嗽中枢、抑制胃肠蠕动、兴奋呕吐中枢、缩瞳、欣快等。

（二）临床表现

1. 阿片类物质依赖　初次使用阿片类物质，绝大多数吸毒者会出现不愉快的体验，如恶心呕吐、头昏、全身无力、视物模糊、注意力不集中、焦虑等。随着重复用药，不适感逐渐减轻或消失，快感逐渐显露，表现为强烈的电击般快感，继之 0.5～2 小时进入松弛状态，期间似睡非睡，自觉所有忧愁烦恼全无，内心宁静、温暖、快慰、幻想驰骋，吸毒者进入飘飘欲仙的销魂状态。之后吸毒者出现短暂的精神振奋期，自我感觉良好，办事效率增加，可持续 2～4 小时，直至下次用药。随着用药次数增加，快感逐渐减弱或消失，持续用药主要是避免戒断反应。

2. 戒断综合征　一般停用 8～12 小时后出现焦虑不安、打哈欠、流涕、流泪、寒战等症状。随后陆续出现各种戒断症状，如厌食、恶心呕吐、腹泻、腹痛、瞳孔放大、全身骨骼和肌肉酸痛抽搐、心跳加速、呼吸急促、血压升高、失眠、抑郁、烦躁不安、意识模糊、嗜睡、谵妄，伴有鲜明生动的幻觉等。在戒断反应期间，患者可出现对药物的强烈渴求和觅药行为等，若恢复使用阿片类物质能迅速消除上述症状。戒断症状一般在停药 36～72 小时最突出，7～10 天内缓解。但也有部分症状如失眠、全身疼痛、焦虑抑郁及对阿片物质的"渴求感"等仍可持久存在，这是导致患者"复吸"的重要因素。

3. 过量中毒　指近期使用阿片类物质后引起意识障碍或认知、情感、行为障碍，与剂量密切相关。初期出现欣快，之后表现为淡漠、恶心、呕吐、言语困难、精神运动型激越或阻滞、判断障碍等；严重者出现瞳孔缩小伴嗜睡或昏迷、言语不清、注意和记忆损害，并伴有皮肤冰凉、呼吸变慢、血压下降等。极严重者的特征性表现是昏迷、呼吸抑制、针尖样瞳孔三联征。严重者常因休克、呼吸衰竭导致死亡。

（三）治疗

1. 脱毒治疗　阿片类物质依赖的患者应进行脱毒治疗。脱毒（detoxification）指通过躯体治疗减轻戒断症状，预防由于突然停药可能引起的躯体健康问题的过程。对阿片类物质依赖者的脱毒治疗一般应在封闭环境中进行。

2. 急性中毒治疗 首先保证足够的肺通气，必要时进行气管插管、气管切开或使用呼吸机，并给予静脉输液维持水、电解质平衡等。其次，缓慢静脉注射阿片受体拮抗药纳洛酮，可迅速出现疗效。该药物安全且代谢速度较快，必要时可数分钟后重复给药。

3. 美沙酮维持治疗 使用美沙酮补充海洛因依赖者体内内源性阿片肽量的不足，使海洛因依赖者恢复其正常的生理及心理功能，像正常人一样生活。

4. 防止复吸、社会心理干预

（1）阿片类受体拮抗药 通过阻滞阿片类的欣快作用，消退已经形成的条件反射。此类药物主要为纳曲酮，以口服有效。仅有 30% 的戒毒者能坚持使用此类药物。

（2）社会心理治疗 改变环境、断绝毒品来源、给予认知行为治疗、集体心理治疗、家庭治疗等心理社会干预对促使患者戒毒成功、避免复吸、促进康复有重要意义。

三、烟草所致精神障碍

（一）临床表现

烟草（尼古丁）依赖主要表现为心理依赖和躯体依赖。心理依赖主要是无法控制对烟草的强烈渴望，强迫性地、连续地使用尼古丁以体验其带来的欣快感和愉悦感，并避免可能产生的戒断症状；不能吸烟时出现情绪不稳、注意力不集中、坐立不安、易激惹、发脾气等。躯体依赖主要为出现心率减慢、食欲增加、体重增加、皮肤温度降低等躯体症状。长期吸入尼古丁可导致机体活力下降、记忆力减退、工作效率低下，甚至造成多种器官受累的综合病变和躯体疾病。

（二）治疗

1. 药物戒烟治疗 常用戒烟药物包括尼古丁替代疗法类产品、盐酸安非他酮和伐尼克兰等，可乐定可用于较重的烟草依赖者；去甲替林能帮助戒烟者提高情绪、减轻焦虑和改善睡眠，提高戒烟疗效。

2. 非药物戒烟治疗 主要采用心理咨询和心理治疗的方法。个别咨询和小组戒烟咨询等方式均非常有效，可有效提高吸烟者的戒烟率，咨询的内容可以包括吸烟史、戒烟的动机、阻碍戒烟的因素、指导应对阻碍因素的策略等。此外，认知行为治疗（厌恶治疗、放松训练、刺激控制、改变认知模式等）、自助式戒烟治疗等也有一定的效果。

四、镇静催眠药及抗焦虑药所致精神障碍

镇静催眠药和抗焦虑药都是临床使用较广的药物，属于处方药，已列入国际精神药物公约管制，品种较多，如使用不当极可能产生滥用乃至形成药物依赖。能引起依赖的此类药物主要为巴比妥类药物（barbiturates）和苯二氮草类药物（benzodiazepines）。

（一）药理作用

巴比妥类药物是较早的镇静催眠药，与酒精、麻醉剂均有交叉耐受性。小剂量巴比妥类药物可抑制大脑皮质，产生镇静催眠作用；较大剂量可使感觉迟钝、活动减少、引起困倦和睡眠；中毒剂量可致麻醉、昏迷乃至死亡。

苯二氮䓬类药物的主要药理作用是抗焦虑、松弛肌肉、抗癫痫、催眠等。由于这类药物安全性好，过量时也不致有生命危险，目前应用范围已远远超过巴比妥类药物。

（二）临床表现

1. 药物依赖 长期大量使用巴比妥类药物的慢性中毒者可出现人格改变和智能障碍。人格改变主要表现为丧失进取心，意志薄弱，对家庭和社会失去责任感，甚至出现说谎、欺骗、偷窃等行为。智能障碍表现为记忆力下降，注意力不集中，计算力和理解力损害等。患者还会出现消瘦、疲乏无力、胃肠功能不良、食欲下降、多汗，性功能明显低下，皮肤划痕反应阳性，常伴药源性肝损害。

长期服用苯二氮䓬类药物可出现慢性中毒症状，患者表现为躯体状况变差，会出现消瘦、疲乏、无力、面色苍白、性功能下降、焦虑不安、失眠等症状。智能障碍不明显，但可有一定程度的人格改变。

2. 戒断综合征 长期大量使用巴比妥类药物的患者突然停药数小时至数天后，会出现戒断反应，其严重程度取决于滥用或依赖的时间和剂量。轻者表现为全身不适、心动过速、出汗、流泪、恶心、呕吐、眩晕、失眠等症状；重者可出现短暂幻觉或错觉、精神活动激越、双手粗大震颤、全身肌肉抽搐、癫痫大发作等。

对苯二氮䓬类药物依赖的患者在停药1～3天出现戒断症状，常见失眠、焦虑、易激惹、欣快、人格解体、幻觉、妄想、震颤、癫病，甚至出现谵妄状态。表现与巴比妥类药物戒断症状相似，但严重的戒断症状较少见。

3. 急性中毒 一次大量服用或周期性大量服用巴比妥类药物时可引起急性中毒，典型表现为意识障碍和轻躁狂状态。意识障碍可表现为躁动不安、乱走或复杂的意识朦胧状态，持续时间较短暂。轻躁狂状态表现为易疲劳、欣快、无音联意联。患者还会出现注意和记忆损害、情绪不稳、攻击行为、共济失调、眼球震颤、木僵或昏迷等。

（三）治疗

1. 戒药治疗 镇静催眠药物和抗焦虑药物依赖的治疗一般采取逐渐减少剂量方法，可根据需要使用一些辅助药，如卡马西平、β 受体阻滞剂、抗抑郁药等。巴比妥类药物依赖在脱瘾时减量要缓慢，以戊巴比妥为例，每日减量不超过0.1g，递减时间一般需要2～4周，甚至更长。

2. 康复与预防 镇静催眠药物和抗焦虑药物依赖者在脱瘾治疗后应进入康复阶段，接受心理、社会支持治疗。要充分认识到滥用药物的危害性，严格控制并加强对此类药物的管理和临床使用，以减少个体对其产生依赖的机会。

第三节　常见精神活性物质所致精神障碍患者的护理

一、护理评估

（一）生理评估

1. 一般情况　患者的生命体征：体温、呼吸、脉搏、血压；皮肤注射痕迹、瘢痕、皮肤的完整性；营养状况和体重：有无营养不良、极度消瘦等。

2. 神经系统状况　注意患者腱反射、周围神经损伤情况，如感觉麻木等。

3. 躯体戒断症状　患者有无打哈欠、流涕、发热、肌肉疼痛、腹痛、恶心、呕吐、腹泻、震颤、共济失调、睡眠障碍等。

4. 并发症　患者有无感染性疾病、消化道疾病、肝肾功能损害、心血管系统疾病、泌尿系统疾病、神经系统疾病、性病等。

5. 实验室及其他辅助检查　患者血、尿、便常规，血生化、心电图、脑电图检查结果。

（二）心理评估

评估患者在认知、情感和意志行为方面是否存在各种精神症状，包括有无谵妄、幻觉，以及自知力、记忆损害程度，注意力减退和定向力障碍，用药动机，觅药行为，有无人格不成熟或缺陷，是否缺乏自信及自卑感强烈等。

（三）社会文化评估

评估患者有无社会功能受损，与家庭成员的关系，社会支持系统状况，有无工作、学习效率降低，与家庭成员的关系有无受损，家庭成员及亲友对患者的支持及关心状况如何，以及患者有无不良行为。

二、护理诊断

（一）生理方面

1. 营养失调：低于机体需要量　与酒、烟、药滥用所致的缺乏食欲、吸收营养不良，或以酒、药取代摄取营养的食物，或不良的饮食习惯等有关。

2. 睡眠形态紊乱　与物质依赖所致欣快作用、行为模式异常、戒断症状等有关。

3. 有受伤的危险　与意识不清及躁动，全身衰竭，肢体肌张力下降，或头晕、眩晕及晕厥有关。

4. 有中毒的危险　与过量服用精神活性物质、过高估计耐受程度、认识和情感困难等有关。

5. 有感染的危险   与共用或重复使用注射器、皮肤消毒不严或不消毒、溶剂达不到无菌、机体抵抗力下降等有关。

（二）心理方面

1. 感知紊乱   与酒精或药物过量中毒、戒断反应等有关。

2. 思维过程改变   与酒精或药物过量中毒、物质依赖导致中枢神经系统受损、戒断反应有关。

3. 焦虑／恐惧   与自我概念、角色功能、健康状态受到威胁，缺乏解决问题技巧，无法控制物质使用等有关。

4. 自我概念紊乱（低自尊）   与缺乏正向反馈、家庭关系不良、社会支持缺乏等有关。

5. 个人应对无效   与认知歪曲、支持系统缺乏等有关。

6. 有暴力行为的危险（针对自己或针对他人）   与酒精或药物中毒、戒断反应（幻觉、妄想）或个人应对机制无效有关。

7. 急性意识障碍   与酒精或药物过量中毒、戒断反应等有关。

（三）社会方面

1. 自理能力缺陷   与躯体并发症、戒断症状等有关。

2. 家庭运作过程改变   与家庭成员缺乏对物质滥用的认识有关。

3. 社交互动障碍   与用药行为不被社会接受、人格改变、行为退缩等有关。

三、护理措施

（一）生活和安全护理

1. 饮食护理   精神活性物质依赖者饮食无规律，大多食欲下降、厌食，戒断反应重时甚至拒绝饮食。护理人员应观察患者每餐进食情况，给予清淡易消化、营养丰富的饮食，鼓励患者多饮水。慢性酒精中毒患者如吞咽困难可给予软食，防止噎食。拒食或昏迷者可鼻饲食物。对严重呕吐无法自行进食者，由护理人员协助进食，必要时给予鼻饲或静脉营养支持。

2. 睡眠护理   失眠是精神活性物质依赖者的常见症状，可采取措施协助患者改善睡眠状况，如指导患者建立规律的作息习惯，创造良好的睡眠环境，睡前避免剧烈运动、过度兴奋或其他刺激，放松心情，控制情绪，听一些轻柔的音乐，睡前用温水洗澡，注意足部保暖等。

3. 个人卫生护理   加强口腔护理、皮肤护理、排泄护理，保持床单位清洁、干燥、舒适。戒毒患者对疼痛异常敏感，护理时应注意操作轻柔，尽可能少触碰患者皮肤。对奇痒难忍的症状，除给予药物缓解外，护理人员应给予心理支持，鼓励患者坚定治疗的信心。

4. 安全护理   定期安全检查，加强危险品管理，保证断绝酒和各种精神活性物质的来源，严禁毒品和酒精被带入病房，并密切观察患者有无再度使用物质的行为。此外，较多患者在入院后，因戒断反应严重，难以克制生理上的痛苦和心理上的依赖，要求提前出院，或想逃跑，要密切关注患者的言谈举止，分析掌握其心理活动和需求，保证患者安全。

（二）对症护理

1. 过量中毒护理 首先要确认是何种药物中毒，再给予适当的处理方法，如洗胃、给予拮抗剂等。急性酒中毒患者入院后要尽快使用纳洛酮，使其快速清醒。此外，密切观察患者的生命体征变化，保持水、电解质及能量代谢的平衡，保持呼吸道通畅，做好口腔和皮肤护理，预防并发症。

2. 戒断症状护理 密切观察患者生命体征和意识状态，观察和及时处理可能出现的戒断反应，适时用药。一般脱瘾者在流泪、流涕、呵欠之后相继出现全身症状，以全身酸痛、心悸、胸闷、发热、发冷、出汗居多，护理时要密切观察，尽早准确发现症状，把握最好的给药时间，减轻患者痛苦，并防止戒毒者夸大症状。患者在戒断反应期间应卧床休息，避免剧烈运动，减少体力消耗；站立时要缓慢，不应突然改变体位。酒中毒患者突然断酒后可能会出现震颤、谵妄，此时要遵医嘱对症给药，密切观察其病情变化；如果发生痉挛要有专人护理，痉挛发作时要放好牙垫，防止舌咬伤，保证呼吸道通畅，必要时吸痰、吸氧，尽量让患者卧床休息，确保其安全。

3. 精神症状护理 对于存在精神症状（如幻觉、妄想）的患者，护理人员必须以平静、理解的态度给予介绍环境及恰当保证，以减轻患者恐惧，避免争辩。

4. 兴奋躁动护理 精神活性物质依赖者多伴有人格障碍，表现易激惹、冲动，甚至违反规章制度、不服从治疗，接触中应注意方式，既要坚持原则，又要正确疏导，避免直接冲突。对于躁动或混乱者，可根据病情设立专人护理，必要时给予保护性约束，防止患者冲动性的自伤。

（三）用药护理

1. 严格遵守用药制度 按时给药，观察患者用药后的疗效和可能发生的不良反应，注意其有无藏药行为。

2. 静脉用药观察 注意及时调整静脉用药的液体滴速，并观察心率、呼吸、血压、瞳孔、意识的变化。

3. 特殊用药观察 如患者服用戒酒硫进行治疗时，应特别警告患者不要在服药期间饮酒，并密切观察戒酒硫可能出现的不良反应，如面部皮疹、过敏性皮炎、疲劳、震颤、头痛等。

（四）心理干预

1. 建立良好的治疗性护患关系 尊重患者，保持非批判性态度，耐心倾听患者叙述不适的感受，并向患者表达提供支持帮助的意愿，给予情绪支持。

2. 加强认知干预　针对具体情况，向患者提供有关精神活性物质依赖的知识，与其讨论滥用物质的原因，帮助患者认识滥用物质的危害，促使患者对滥用物质所造成的问题有所认识，从而自觉配合戒除精神活性物质。

3. 矫正不良行为　在物质戒断期间，患者常由于戒断症状等因素的影响而产生寻酒或觅药行为。护理人员要努力规范患者的行为，对患者的操纵行为或不合理要求予以适当设限，严加防范患者的寻酒或觅药行为。

4. 运用良好的应对方式　帮助患者认识到存在的不恰当应对问题的方式，如当谈论到不愉快的事件时，出现愤怒、扔东西、酗酒吸烟等。同患者一起分析，识别及运用更有效的正确应对方式，协助其提高解决问题的能力和技巧。

5. 建立正性自我概念　由于患者借以建立自尊的人际关系或活动已经破坏，常常因失去工作、朋友及家庭而自尊较低。护理人员要对患者进行自我肯定训练。帮助其重新认识自己，改变患者对自己的负向评价，以积极的态度看待自己，重建自尊和自我概念。

6. 预防复吸因素　帮助患者认识复吸高危因素，如以往的吸毒环境、毒友的互相吸引、各种负性情绪等，并协助其采取预防复吸的恰当处理方法，如学会排解不良情绪，回避与以往滥用药物相关的人、地点、事物等。

（五）社会支持

1. 参加有益活动　鼓励患者参与各种文体工娱治疗和活动，如编织、绘画、下棋、听音乐等，陶冶情操，转移对物质的渴求心理。

2. 社交技能训练　物质依赖者往往存在人格缺陷、人际交往能力不足和技巧缺乏。可对患者进行社会交往技巧训练，提高其人际交往的能力和技巧，促进患者回归社会，减少其对物质的依赖性。

3. 提高家庭、社区支持　家庭成员提供可靠的支持对物质依赖者的康复非常重要，协助家属了解疾病知识，强化家庭功能，充分发挥家庭支持的作用，帮助患者戒酒、戒毒或戒烟。此外，鼓励其在社区活动站学习有用的知识和技能，参加健康有益的娱乐活动，为患者创造无歧视的社会康复环境。

（六）健康教育

1. 加强精神活性物质如烟酒与成瘾药物的精神卫生宣传工作，提高对有成瘾性的药物如抗焦虑药物成瘾的警惕性。要宣传戒烟和文明饮酒、不酗酒。向物质成瘾者提供可利用的资源和材料，如戒烟的网址、热线电话等。

2. 严格执行药政管理法，加强药品管理和处方监管，加强这方面的法律宣传和检查工作，严格掌握这类药物的临床适应证。严格执行未成年人法，控制未成年人饮酒。

3. 预防和控制对成瘾药的非法需求，打击非法种植和贩运毒品的违法行为。提倡生产低度酒、水果酒，减少生产烈性酒。

4.加强心理咨询和健康教育，减少生活事件和家庭及环境不良影响导致的物质滥用，重点加强对高危人群的宣传和管理。

复习思考

1.阿片类物质包括哪些?

2.如何对精神活性物质所致精神障碍的患者进行健康指导?

3.一位酒依赖患者告诉护士："我喝酒是朋友逼的，其实我本人是不愿意喝的。"试分析该患者的心理状况并提出护理措施。

4.某男性，23岁，一年前开始服用海洛因。近日患者经常半夜听见有人叫他，但醒来后在房间里看不到任何人。分析该患者的精神状态并提出护理措施。

5.试比较镇静催眠药物和抗焦虑药物所致精神障碍的临床表现及护理的异同。

扫一扫，知答案

扫一扫，看课件

第九章

精神分裂症的护理

【学习目标】

1. 掌握精神分裂症临床常见类型及表现、护理措施。

2. 熟悉精神分裂症的诊断和治疗原则。

3. 了解精神分裂症的概念、病因及发病机制。

案例导入

患者，男，42 岁，一年前因生意失败，回北京借居在父母家。入院半年前的一个深夜，患者发现对面楼里有灯光照到自己的房间。此后渐渐发现街坊邻居常常"话里有话"，内容多涉及患者的隐私，开始怀疑自己的房间被人录音、摄像。入院前 3 个月，患者听到脑子里有一个自称"国家安全部少校"的人同自己讲话，声称他已成为"全国一号疑犯"，正在对他实施全面监控。后又出现一个自称是"老书记"的女声为患者辩解，说患者是一个好同志。"少校"与"书记"就患者的许多方面发表了针锋相对的意见，令患者不胜其烦。入院前半个月，患者多次走访各个政府部门，要求"澄清事实""洗脱罪名"，并计划给世界各大报刊写信，申诉自己"受人迫害"的经过。

请问：1. 该患者可能的医疗诊断是什么？

2. 该患者存在哪些护理问题？护理重点是什么？

第一节 概　述

精神分裂症（schizophrenia）是一组病因不明的精神病，多起病于青壮年，主要表现为感知、思维、情感、行为等方面的障碍和精神活动与环境的不协调。患者一般无意识障碍和明显的智能障碍，部分患者可出现认知功能损害，对自身疾病缺乏认识能力。

一、病因与发病机制

1.遗传因素 国内外大量调查显示精神分裂症与遗传有关。与患者血缘关系越近，患病的风险度越大，单卵双生子的同病率约为双卵双生子的 3 倍，为普通人群的 35 ~ 60 倍；寄养子（将单卵双生子分开抚养，将精神分裂症患者的子女由正常家庭抚养，或将正常人的子女由患有精神分裂症父母亲的家庭抚养）研究亦提示，遗传因素在本病的发生中起主导作用。精神分裂症是一个遗传学模式复杂、具有多种表现型的疾病，确切的遗传模式至今尚无一致性结果。

2.神经发育 精神分裂症的发生可能与神经发育异常有关。精神分裂症的神经发育假说认为：由于遗传因素（易患性）和某些神经发育危险因素［妊娠期与出生时的并发症、怀孕期间暴露于流感病毒或母爱剥夺、Rhesus（Rh）因子不相容、冬季出生等］的相互作用，在胚胎期大脑发育过程就出现了某种神经病理改变，主要是新皮质形成期神经细胞从大脑深部向皮层迁移过程中出现紊乱，导致心理整合功能异常。其即刻效应并不显著，但随着进入青春期或成年早期，在外界环境因素的不良刺激下，导致精神分裂症症状的出现。

3.神经生化 精神分裂症神经生化基础方面的研究主要有多巴胺假说、5-羟色胺（5-HT）假说、谷氨酸假说等，但是以上所述神经递质的变化是因、是果，是相关因素还是伴随状态，至今尚无定论。

4.心理、社会因素 尽管不少研究表明精神分裂症的发生与心理社会因素有关，但至今为止，尚未发现任何能决定是否发生精神分裂症的心理社会因素。某些应激事件确实导致健康人精神失常，但这种异常更多的是应激所致的精神障碍。目前的观点认为，心理、社会因素可以诱发精神分裂症，但最终的病程演变常不受先前的心理因素所左右。

二、临床表现

精神分裂症的临床症状复杂多样，不同个体、不同疾病类型、处于疾病的不同阶段其临床表现可有很大差异，但精神分裂症患者都具有感知、思维、情感、意志及行为的不协调和脱离现实环境的特点。

（一）前驱期症状

前驱期症状是指在明显的精神症状出现前，患者出现的一些非特异性症状。这些非特异性症状，在青少年中比较常见。最常见的前驱期症状可概况为以下几个方面。

1.情绪改变 抑郁，焦虑，情绪波动，易激惹等。

2.认知改变 零星出现一些古怪或异常观念，学习或工作能力下降等。

3. 行为改变 如社会活动退缩或丧失兴趣，多疑敏感，社会功能水平下降等。

4. 躯体改变 睡眠和食欲改变，乏力，活动和动机下降等。

由于此时患者的其他方面基本保持正常，而且常常能对这些症状作较为合理的解释，故前驱期常不被人重视，易错过最佳的治疗时期而影响预后。

（二）显性期症状

1. 感知觉障碍 一般来说，精神分裂症患者在意识清晰状态下可出现幻听、幻视、幻嗅、幻味、幻触，其中幻听是最常见的。幻听主要是言语性的，有评论性幻听、争论性幻听或命令性幻听，如听到有人喊自己的名字，或听到某人或某些人的议论，或听到来自神灵或外星人的讲话；也可以是非言语性的，如听到虫鸣鸟叫，车船、机器的隆隆声等；幻听还可以以思维鸣响的方式表现出来，即患者所进行的思考，都被自己用声音读了出来。

幻视也较常见，而幻嗅、幻味和幻触则不常见。这类幻觉出现后，首先考虑是否由于躯体疾病、中毒或脑器质性疾病所致。有的患者可能出现内脏幻觉如血管冲动感、骨髓切割感等。部分患者可出现感知觉综合障碍和人格解体症状，表现为感到自己的精神活动不属于自己，或变形或移位等。

精神分裂症的幻觉体验不管是具体生动还是朦胧模糊，多会给患者的思维、行动带来不同程度的影响。在幻觉的支配下，患者可能做出违背本性或不合常理的举动。

2. 思维障碍 思维障碍是精神分裂症的核心症状，表现为思维内容、思维形式和思维过程方面的异常。

（1）思维内容障碍 最主要的表现是妄想，且其荒谬性常常显而易见。一般来讲，在意识清晰的基础上出现的妄想常提示精神分裂症的诊断。临床上以被害、关系、夸大、钟情、嫉妒、非血统、物理影响等妄想多见，一个患者可表现一种或几种妄想；妄想的内容可与患者的经历、教育程度和文化背景有一定的关系，如一位老护士认为自己在上次住院时被人注射了艾滋病病毒。

（2）思维形式障碍 主要表现为思维散漫、思维破裂、思维贫乏、思维云集、词语新作、词语刻板、病理性象征性思维等。

3. 情感障碍 情感淡漠、情感反应与外界刺激不相符是精神分裂症的重要特征。情感淡漠，如对亲戚朋友的关心体贴缺乏相应的情感反应；情绪反应过度或不当，如为一点儿小事就暴怒、高兴或焦虑；情感倒错，如高兴的事情出现悲伤体验、悲伤的事情出现愉快的体验。

4. 意志行为障碍 多数患者的活动减少，缺乏主动性，行为变得孤僻、被动、退缩，即意志活动减退。患者对社交、工作和学习的要求降低，主动性差、生活懒散、忽视自己的仪表和个人卫生，无故旷课、旷工等。

5. 定向、记忆、智能与自知力 目前研究表明，患者在注意、记忆、智能、概念的形成与抽象等方面均有或轻或重的损害；自知力缺乏，对自身疾病的性质和严重程度缺乏自知，自知力缺乏是影响治疗依从性的重要原因。

三、临床分型

精神分裂症发展到一定阶段，根据患者主要临床表现可划分为若干类型，临床类型不同，临床表现、起病形势和病程经过也有所不同，这对药物选择、预后估计及病因学研究有一定的指导意义。

1. 偏执型（paranoid type） 是临床上最常见的类型，发病年龄多在 30～35 岁，起病呈亚急性或慢性，其主要症状为在意识清晰状态下出现的妄想和幻觉。妄想内容以被害、关系妄想最多见，其次是出身名门、嫉妒妄想、影响妄想等；幻觉以幻听最常见，幻听主要表现为言语性幻听，内容多为威胁或命令患者，非言语性幻听如笑声、哨声、嗡嗡声也可以出现。患者在幻觉妄想影响下，可有发怒、恐惧不安，或报复、伤人，或闭门不出等情感和行为。该型病程发展较其他类型缓慢，如经彻底治疗效果较满意。

2. 青春型（hebephrenic type） 本型多在青年期发病，起病常为急性或亚急性，以情感、思维和行为的不协调或解体为主要临床表现。患者表现为思维破裂，言语零乱，内容荒谬，情感不协调，喜怒无常，表情做作，傻笑，行为幼稚愚蠢奇特；常有意向倒错（吃脏东西、大小便和痰）；本能活动亢进（性欲、食欲），在公开场所做猥亵行为，社会功能明显受损。此型病程发展快，可自行缓解，但若治疗不及时和维持治疗不系统容易复发。

3. 单纯型（simplex type） 本型较少见，多为青少年发病，起病潜隐缓慢。主要特征是日益加重的孤僻、被动退缩，生活懒散，对工作学习兴趣逐渐丧失，缺乏进取心；情感日益淡漠，冷淡亲友，对情绪刺激缺乏相应的反应。此型患者早期常不易被觉察，被认为是"不求上进""性格不够开朗"，或"受到打击后意志消沉"等，往往在病情较严重时才被发现就诊，治疗效果较差。

4. 紧张型（catatonic type） 本型患者目前少见，多在中、青年起病，常急性发病。主要临床表现为紧张性兴奋和紧张性木僵，两者交替出现或单独发生，临床上以紧张性木僵为多。紧张性木僵表现为精神运动抑制，轻者少语少动，重者终日卧床，不动不食，大小便潴留，对周围环境刺激缺乏反应，蜡样屈曲等"木僵状态"。紧张性兴奋以突然发生的精神运动性兴奋为特点，患者无目的的行为增多伴有冲动行为、伤人毁物，动作古怪、刻板，言语零乱散漫、内容荒谬离奇，可有模仿言语，历时较短暂。此型治疗效果较好。

5. 其他类型

（1）未分化型（undifferentiated type） 是指患者符合精神分裂症的诊断标准，但又不符合偏执型、青春型、单纯型和紧张型诊断标准的一组患者。

（2）残留型（residual type） 是指患者临床表现过去符合精神分裂症诊断标准，至少

2年内一直未缓解。目前虽病情有好转，但仍残留个别阳性症状或个别阴性症状。

（3）精神分裂症后抑郁（post schizophrenia depression） 是指患者在精神分裂症病情好转而未痊愈时出现抑郁症状，且情绪抑郁持续2周以上，此时可残留精神症状，一般以阴性症状多见。抑郁既可以是疾病本身的组成部分，也可以是患者在症状控制后出现的心理反应，也可能是抗精神病药物治疗所引起。因存在自杀的危险性，应予以重视。

四、诊断及鉴别诊断

（一）诊断要点

《国际疾病分类》第10版（ICD-10）对精神分裂症有以下诊断标准。

1.症状标准 具备下述（1）～（4）中的任何一组（如不甚明确常需要两个或多个症状）或（5）～（9）至少两组症状群中十分明确的症状。

（1）思维鸣响、思维插入、思维被撤走及思维广播。

（2）明确涉及躯体或四肢运动，或特殊思维、行动或感觉的被影响、被控制或被动妄想、妄想性知觉。

（3）对于患者的行为进行跟踪性评论，或彼此对患者加以讨论的幻听，或来源于身体某一部分其他类型的幻听。

（4）与文化不相称且根本不可能的其他类型的持续性妄想，如具有某种宗教或政治身份，或超人的力量和能力（如能控制天气，或与另一世界的外来者进行交流）。

（5）伴转瞬即逝或未充分形成的无明显情感内容的妄想，或伴有持久的超价值观念，或接连数周或数月每日均出现的任何感官的幻觉。

（6）思潮断裂或无关的插入语，导致言语不连贯或不中肯或语词新作。

（7）紧张性行为，如兴奋、摆姿势，或蜡样屈曲、违拗、缄默及木僵。

（8）阴性症状，如显著情感淡漠、言语贫乏、情感迟钝或不协调，常导致社会退缩及社会功能下降，但须澄清这些症状并非由抑郁症或神经阻滞剂治疗所致。

（9）个人行为的某些方面发生显著而持久的总体性质的改变，表现为丧失兴趣、缺乏目的、懒散、自我专注及社会退缩。

2.严重程度标准 无。

3.病程标准 特征性症状在至少1个月以上的大部分时间内肯定存在。

4.排除标准 有3条。

（1）存在广泛情感症状时，就不应做出精神分裂症的诊断，除非分裂症的症状早于情感症状出现。

（2）分裂症的症状和情感症状两者一起出现，程度均衡，应诊断分裂情感性障碍。

（3）严重脑病、癫痫、药物中毒或药物戒断状态应排除。

（二）鉴别诊断

1. 强迫性神经症　某些精神分裂症的早期阶段出现强迫症状（强迫思维或强迫行为），缺乏显著的精神病性症状，此时需与强迫性神经症相鉴别。精神分裂症认知功能受损，思维、情感、行为等多方面障碍及精神活动不协调，治疗强迫症的药物往往效果不佳。

2. 抑郁发作　精神分裂症的认知功能方面受损，思维活动贫乏，情感活动淡漠、迟钝、不协调；抑郁症患者思维活动缓慢，情绪低落，但认知功能完整，有求治欲望。

3. 躁狂发作　躁狂发作患者情感高涨、有感染性，情感表现无论喜怒哀乐，均与思维内容一致，与周围环境协调配合，可与周围人产生共鸣；精神分裂症患者虽行为活动增多，但情感变化与周围环境不配合、不协调，行为愚蠢、幼稚、杂乱无章。

4. 创伤后应激障碍　创伤后应激障碍可能出现与幻觉类似的闪回及类似妄想的过度警觉。但创伤后应激障碍的诊断需要创伤事件、对创伤事件的反应和重新体验等特征性症状。

5. 偏执性精神障碍　偏执性精神障碍是一组疾病的总称，其共同特点是以系统的妄想为主要临床症状，妄想以一定现实为基础发展，思维保持条理性和逻辑性，往往缺乏幻觉。

6. 脑器质性精神病　脑器质性精神病多具有智能障碍、神经系统阳性体征及脑组织结构的影像学改变，一般鉴别不难。

五、治疗原则

初发的精神分裂症患者，若能及早接受药物治疗，一般疗效较好。无论是首次发作或复发的精神分裂症患者，抗精神病药物治疗应作为首选措施，同时进行支持性心理和社会康复治疗，根据病情需要可单用或合用电休克治疗。

（一）抗精神病药物治疗

1. 一般原则　药物治疗强调早期、最小有效剂量、足疗程的原则，应系统而规范。若需要增加剂量，应密切评估药物的治疗反应和不良反应并给予合理调整。

2. 选药原则　药物的选择应根据患者个体对药物的疗效、不良反应大小、年龄、性别及经济状况等而定。

3. 药物治疗程序　分为急性治疗期（疗程为 8～10 周）、巩固治疗期（至少 6 个月）和维持治疗期。维持治疗时间视情况不同而定：首发、缓慢起病者，维持治疗时间至少 5 年；急性发作、缓解迅速者，可以相应缩短，并告知患者及家属停药后的复发先兆和应对措施。

4. 联合用药　如患者已接受合适的抗精神病药物治疗，仍表现持续的阳性症状，可联合使用辅助药物，或电抽搐（ETC）治疗，或其他不同类的抗精神病药物。辅助药物如苯二氮䓬类、情绪稳定剂、抗抑郁剂等。

5.安全原则 用药前常规检查血压、心率、血象、肝功能、肾功能、心功能、血糖、血脂等,并在服药期间定期复查对比,发现问题及时处理。

(二)心理与社会康复治疗

在精神药物干预的同时,应重视患者的生活环境,及时解决家庭社会生活中的应激并给予支持性的心理治疗对本病十分重要。

1.心理治疗 了解与发病有关的生活或工作中的应激,了解患者在病情好转阶段对疾病的态度和顾虑,协助患者解除家庭生活中的急慢性应激,并给予支持性心理治疗。

2.电休克治疗 对部分药物治疗效果不佳和(或)有木僵违拗、频繁自杀、攻击冲动的患者,急性治疗期可以单用或合用电抽搐治疗,每周2~3次,8~10次为1个疗程。电休克治疗后仍需维持药物治疗。

第二节 精神分裂症患者的护理

一、护理评估

1.评估主观资料 首先与患者建立信任的护患关系,通过与患者交流,了解患者是否有感知觉障碍、思维障碍、意志与行为障碍,对精神分裂症的护理诊断有重要意义。

2.评估客观资料 通过护理体检,评估患者意识状态、生命体征、睡眠、大小便情况及用药情况等。

二、护理诊断

1.思维过程改变 与精神活动异常有关。

2.感知觉异常 与精神活动异常有关。

3.有对他人/自己施行暴力的危险 与幻觉、妄想等精神运动性兴奋、自知力缺乏等有关。

4.睡眠形态紊乱 与行为障碍有关。

5.躯体活动障碍 与精神运动抑制有关。

6.社交障碍 与自知力缺乏有关。

7.营养失调:低于机体需要量 与拒食或自理缺陷有关。

三、护理措施

(一)基础护理

1.制订护理计划 为患者制订详细、适宜的护理计划;创造舒适的治疗、休养环境。

2.生活护理 协助患者做好日常个人卫生;对兴奋不合作的患者,应做好晨晚间和日常生活护理；对行为退缩、生活懒散的患者，应采取督促指导方法。

3. 饮食护理 结合原发疾病的情况，为患者提供易消化、营养丰富的饮食，同时注意水分的摄入；对暴饮暴食的患者要严格限制入量；对有异食的患者要限制活动范围，防止进食异物；对于木僵的患者，由于常在夜深人静的时候恢复肢体活动、自行进食等，可将饭菜放于患者床旁，避开患者视线，观察其进食情况。

4. 睡眠护理 评估导致患者睡眠障碍的原因并去除，必要时可遵照医嘱给予药物辅助入睡。

5. 大小便护理 观察患者大小便情况，12 小时无尿者采取诱导方法刺激排尿，必要时遵医嘱予导尿；保持大便通畅。

（二）安全护理

1. 掌握病情 做到重点患者心中有数，了解病情变化特点，了解幻觉妄想的内容，注意相应的情感表现；对异常行为要劝说、阻止，防止发生意外。

2. 加强巡视 定时巡视，清点患者人数，确保患者安全，防止出走行为。

3. 严密观察 密切监测患者的病情变化；发现异常情况立即报告医生，并做好准备，实施抢救措施。

4. 采取措施防止发生意外 对冲动、烦躁不安的患者，安置于重症监护室，必要时可给予约束；对抑郁的患者，应将其置于护理人员易观察及安全的环境中，避免独处，严防消极自杀。

5. 安全管理 加强病区环境检查，发现设施损坏应及时维修，病区办公室、治疗室、配膳室、浴室、杂用间等处必须随手锁门；加强患者物品管理，严防将危险物品带进病房或患者在精神症状支配下存放危险物品，以防发生意外。

（三）症状护理

1. 以幻觉、妄想为主要表现的患者 在幻觉妄想支配下，患者可能出现不合作、逃离医院、伤人、自伤等行为。

（1）与患者建立良好的护患关系，了解患者幻觉和妄想种类及内容。

（2）耐心倾听患者叙述病理思维，不要争论，防止患者隐瞒病情。

（3）不引导患者反复重复病理体验，以免强化病理联想，使症状更加顽固。

（4）细心观察患者的言语、表情、动作及非言语行为是否受幻觉妄想的支配，及时处理异常情况，防止发生意外。

2. 以兴奋为主要表现的患者 这类患者可能出现冲动、伤人、毁物、生活不能自理等。

（1）掌握病情变化，不激惹患者。

（2）运用良好的言语有效地阻止患者伤人及破坏性行为，必要时采取约束方法，帮助患者控制冲动行为。

3. 以木僵为主要表现的患者 患者精神运动抑制，生活不能自理，违拗，不合作。

（1）主动关心照顾患者，细心观察病情变化。

（2）针对患者丧失自理能力的情况，做好基础护理，防止躯体并发症的发生。

（3）采取保护性医疗措施。不在患者面前谈论病情及无关的事情。

（4）对患者态度和蔼，注意"四轻"，即关门轻、操作轻、说话轻、走路轻，减少不良刺激。

（5）如患者出现蜡样屈曲症状，在完成治疗护理后应及时将患者的肢体放置于舒适的功能位置。

4. 对意志行为抑制的患者 患者多表现意志懒散，无意向要求，对任何事物都无情感反应。

（1）针对病情特点，为患者制订长期的生活自理能力训练计划，督促患者按计划训练，以达到适应社会生活的目的。

（2）加强基础护理，保证患者的基本需要，防止发生皮肤损害及其他意外事故。

5. 意外事件患者护理 发生自杀、出走、自伤或受伤等意外时，应立即隔离患者，配合医生实施有效的抢救措施，并应了解其原，因采取针对性措施。

（四）药物治疗护理

1. 口服用药 防止患者藏药，观察用药后不良反应，如患者出现锥体外系反应、心血管反应、皮肤过敏、精神方面的症状等应与医生及时取得联系，给予对症处理。

2. 注射用药

（1）遇有不合作的患者需耐心解释劝说，尽量争取得到患者的配合。

（2）准确执行医嘱，核对药物剂量。

（3）做人工冬眠治疗时，用药后患者应卧床休息，减少活动，减少探视，防止环境因素的干扰。

（4）定时为治疗中的患者测量生命体征，观察用药后的情况，记录睡眠时间，记录出入量。

（五）电抽搐治疗的护理

详见第六章第二节电抽搐治疗的护理。

（六）心理护理

护理人员应与患者建立良好的护患关系，提供必要的心理支持，在适当时机（如幻觉减少或妄想动摇时），对其病态体验提出合理解释，并随时注意其反应。指导患者多参加集体活动，建立良好的人际关系。

四、护理案例

患者，女性，18岁，半年前高考落榜，近几个月来觉得朋友、同学及邻居阿姨叔叔们都在议论她，常轻蔑地盯着她。于是有时对着门外大骂，有时自言自语，或哭或笑，整天关在房间不出门，有时叫着要警察保护自己。

1. 该患者最可能的诊断是（　　　　）

A. 反应性精神病　　　　　　B. 癔症　　　　　　C. 抑郁症

D. 分裂样精神病　　　　　　E. 精神分裂症

2. 下列症状中，该患者不存在的是（　　　　）

A. 言语性幻听　　　　　　B. 运动性兴奋　　　　　　C. 被害妄想

D. 情绪低落　　　　　　E. 行为退缩

3. 对该病诊断有意义的症状还有（　　　　）

A. 思维插入　　　　　　B. 意识障碍　　　　　　C. 蜡样屈曲

D. 抑郁　　　　　　E. 妄想知觉

4. 治疗应首先选用（　　　　）

A. 心理治疗　　　　　　B. 三环类抗抑郁药　　　　　　C. 行为疗法

D. 苯二氮䓬类　　　　　　E. 氯丙嗪

5. 下列护理问题中属于该患者的主要护理问题是（　　　　）

A. 有暴力行为的危险　　　　　　B. 不合作　　　　　　C. 思维过程改变

D. 生活自理能力缺陷　　　　　　E. 睡眠形态紊乱

扫一扫，知答案

扫一扫，看课件

第 十 章

情感性精神障碍的护理

【学习目标】

1. 掌握情感性精神障碍的概念及特点；躁狂症和抑郁症的典型临床表现和护理。

2. 熟悉情感性精神障碍的治疗原则。

3. 了解情感性精神障碍的发病原因。

案例导入

张某，男，20岁，学生，未婚，大学文化。

患者近两个月自觉精力充沛、聪明，什么事都一学就会，感到有能力干一番大事业。经常说自己很有组织能力，讲话十几个小时没问题。在学校常给老师提意见，且很尖锐，达不到目的便煽动其他同学罢课。或者要给同学开辅导课，自己当老师。患者整天忙忙碌碌，不遵守课堂纪律，不停和同学说话，甚至随便离开课堂。将自己的文具、家里的食物、用具（如相机、电子书）等分发给同学，以示慷慨。近日食欲增加，每次能进食0.5～1kg，但饮食无规律，不按时进餐。睡眠减少，常至凌晨才入睡，两三个小时后即起床收拾、搬动家里物件，并称自己精力充沛，不需要睡觉。

请问：1. 说出该患者的主要精神症状名称、归属类型，常见于哪种情感性精神障碍疾病？

2. 为该患者制定护理措施。

第一节 概 述

情感性精神障碍（affective disorder）也称心境障碍，是以显著而持久的心境或情感改变为主要特征的疾病。临床上主要表现为情感高涨或低落，并伴有相应的认知行为改变，严重者有幻觉、妄想等精神病性症状。大多有周期发作倾向，每次发病常常与应激事件或处境有关。

一、流行病学

本病首次发病年龄多在 16 ～ 30 岁之间，15 岁以前和 60 岁以后首次发病者均少见，女性抑郁症患病率较男性高，但男性抑郁症自杀率较女性高。情感性精神障碍患者大多呈周期性发作，躁狂症多以春末初夏发作，抑郁症好发于秋冬季。情感性精神障碍患者中，分居离婚者居多，已婚或未婚者稍少。

二、病因与发病机制

情感性精神障碍的病因尚不清楚，大量的研究资料提示与遗传、神经生化和心理社会因素有关。其中生物学因素（如遗传因素）或性格特征等起主导作用。

1. 遗传因素 研究表明本病有明显的家族遗传倾向，但遗传方式尚未获得证实。大样本人群流行病学调查揭示，情感障碍先证者亲属患本病的几率高于一般人群的 10 ～ 30 倍，血缘关系越近，患病几率越高。

2. 神经生化因素 大量研究资料表明，中枢神经递质代谢异常和相应的受体功能改变可能与情感障碍发生有关。另外，神经内分泌功能异常与情感障碍也有关，如库欣综合征、甲状腺功能亢进或低下、更年期。

3. 心理社会因素 负性生活事件（如离婚或分居、配偶死亡、失业、严重躯体疾病、亲人突然亡故等）与抑郁症的关系较为密切，对情感性精神障碍的发病起着"扳机"作用。特别是首次发作的抑郁症较为明显。

三、临床表现

情感性精神障碍的表现复杂多样，不同个体、不同病症类型、处于疾病不同阶段其表现可有较大差异，根据 ICD-10 分类，情感性精神障碍包括躁狂发作、抑郁发作、双相情感性精神障碍、持续性情感性精神障碍、复发性抑郁障碍等几个类型。

（一）躁狂发作（manic episode）

躁狂发作呈典型的"三高"症状，即情感高涨，思维奔逸和活动增多。有较多的患者可同时表现出精神病性症状（如幻觉、妄想等）。一般躁狂症状必须持续存 1 周以上才有诊断意义。

1. 情感高涨　患者主观体验特别愉快，自我感觉良好，终日喜气洋洋、兴高采烈，讲话时眉飞色舞、喜笑颜开，表情生动，好像从来没有忧愁和烦恼，终日沉浸在欢乐的心境中。同时，自我评价过高，有的患者认为自己能力强，赚钱容易，花钱大方，乱买东西。

2. 思维奔逸　患者联想明显加速，思维内容丰富多变、跳跃性强，感到自己的言语跟不上思维的速度，明显的言语运动性兴奋。常表现为口若悬河、滔滔不绝、手舞足蹈，常因说话过多而口干舌燥、声音嘶哑。患者主观感到自己脑子特别灵，下笔千言、一挥而就。虽然患者联想加速，反应敏捷，但逻辑肤浅。由于患者注意力随境转移，可出现意念飘忽和音联、意联。

3. 活动增多　患者精力旺盛，自感全身有使不完的劲；对各种事物都感兴趣，活动明显增多。被动注意增强，做任何事常常是虎头蛇尾；爱管闲事，好打抱不平。对自己的行为缺乏正确判断，如任意挥霍钱财，乱购物，随意将礼物赠送同事或陌生人；社交活动多，主动与人打招呼，没有陌生感；行为轻浮，且好接近异性，如女性患者打扮艳丽，说话及行为失去女性羞涩，大胆接触男性。

4. 精神病性症状　部分患者可能出现幻觉与妄想。幻觉多见于幻听，内容大多是称赞自己的能力和权力，与其情绪相符合。妄想的内容常常与自我评价过高密切相关，甚至形成夸大妄想、关系妄想及被害妄想。但妄想一般持续时间不长，多继发于情感高涨。

5. 躯体症状　患者很少有躯体不适主诉，常表现为面色红润，两眼有神，心率加快。患者食欲增加，但因活动增多，可出现消瘦，性欲亢进，睡眠时间减少，每日只睡 2 ～ 3 小时，主要为入睡困难。

（二）抑郁发作（depressive episode）

抑郁发作呈典型的"三低"症状，即情感低落、思维迟缓、意志活动减退。这三种症状是重度抑郁发作的典型症状，部分抑郁发作患者并不具备。抑郁症状必须持续存在 2 周以上才有诊断意义，且有不同程度的社会功能损害，或造成个体痛苦、不良后果。起病大多渐进而隐伏。

1. 情感低落　是该病特征性症状。患者感到忧心忡忡，愁眉苦脸，无精打采，唉声叹气，且这种低落的情绪不因为喜乐的环境而有所改变，患者即使碰到令人高兴的事也高兴不起来。对孩子、挚友失去热情，漠然置之。患者自诉"高兴不起来，活着没意思"。有时患者在情感低落的基础上伴有焦虑、表情紧张、恐惧等症状。典型病例其情感低落具有"晨重夜轻"的特点。部分患者存在无用、无望与无助感觉，即"三无"症状。

2. 思维迟缓　患者思维联想速度缓慢，反应迟钝，思路闭塞，思考问题困难，自感"脑子生了锈转不动"。临床表现为患者主动语言减少，语速减慢，回答问题拖延良久，难以启齿；或感到脑子不够用，不能胜任工作，学习能力下降。

3. 意志活动减退　患者意志活动呈显著持久的抑制。患者生活被动，缺乏动力，行为活动明显减少，反应缓慢，终日独坐一处不与他人交往，疏远亲友，回避社交，甚至连个人卫生也懒于料理。病情严重时，发展为不语不动，不食，称抑郁性木僵，但仔细进行精神检查，其表情姿势和内心体验是协调一致的，患者仍流露痛苦、抑郁情绪。

4. 自杀观念和行为抑郁　患者感到生活无意义，认为死是最好的归宿，常有周密的自杀计划，且反复寻求自杀。患者自杀行为可出现在疾病的任何时期，但最常发生在缓解期，可能是重症期精神运动性抑制而无力将自杀行为付诸行动。

5. 精神病性症状　抑郁症患者悲观失望，有罪过感，无价值感，在此基础上形成妄想，如罪恶妄想、疑病妄想、被害妄想（患者认为是罪有应得）等。可有轻度的感知觉障碍，如幻听、幻视，但在抑郁心境缓解后消失，对疾病缺乏自知力。

6. 睡眠障碍　是抑郁症的突出表现，有入睡困难、睡眠浅和早醒。患者不能通宵睡眠，最具特征的是凌晨早醒伴有情绪的低潮，典型的早醒是指比往常提早 2～3 小时醒来，随后再难入眠，情绪低落，下午渐见好转，到傍晚几乎可以恢复到正常状态，但上床入睡后，又进入下一次循环，此变化称为"晨重夜轻"。

（三）双相情感性精神障碍（bipolar disorder）

双相情感性精神障碍指反复出现心境和活动水平紊乱的发作，至少两次。有时表现为情感高涨、活动增多等躁狂症状，有时表现为情感低落、活动减少等抑郁症状，发作期间基本缓解。如果在目前疾病发作中，躁狂和抑郁同时存在，临床表现都很突出，如情绪高涨而运动减少、情感低落而思维奔逸，持续时间不短于 2 周，诊断为双相障碍混合发作。

（四）持续性情感性精神障碍

持续性情感性精神障碍包括环性情感性精神障碍（cyclothymia）和恶劣心境（dysthymia）。环性情感性精神障碍是指反复交替出现的情感高涨与低落，但每次发作极少严重到躁狂或抑郁的程度；恶劣心境是指以持续性的心境低落状态为主的轻度抑郁，一般具有自知力，主动要求治疗。

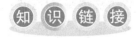

重性抑郁障碍的特征性症状

在连续 2 周内几乎每天有 5 项下列症状，并且代表原有功能的改变，其中至少有 1 项症状是情绪抑郁或对以前喜欢的活动失去兴趣。

1. 每天的大部分时间情绪抑郁，由主观体验或他人观察到。

2. 每天的大部分时间对所有的或几乎所有的活动兴趣或愉快感显著降低。

3. 未节食时体重明显增加或明显下降，或食欲下降或增加（儿童要考虑体重没有预期增加）。

4. 失眠或睡眠过多。

5. 精神运动性激越或迟滞。

6. 疲劳或缺乏精力。

7. 感到无价值，或有内疚或不适当的罪恶感。

8. 思维能力或注意力集中能力减退，或犹豫不决。

9. 反复出现死的想法；反复出现自杀的意念但无特定的计划；自杀企图或有特定计划的自杀未遂。

四、诊断及鉴别诊断

（一）诊断要点

情感性精神障碍的诊断主要根据病史、临床表现、病程、体格检查和实验室检查，对于典型病例一般不难诊断。情感性精神障碍主要的诊断要点如下。

1. 患者以原发持久而显著的情绪高涨、易激惹或情绪低落，或呈双相性，同时伴有以思维奔逸或思维迟缓、意志行为活动增多或减少为主的精神症状表现。一般情感高涨或低落与思维及行为异常相协调，与环境也有密切联系。

2. 情感性精神障碍的首次发病年龄多在青壮年时期，多数为发作性病程，发作间歇期精神状态基本正常，常有较高的阳性家族史。

3. 躯体、神经系统及实验室检查一般无阳性发现，脑影像学检查结果可供参考。

（二）鉴别诊断

本病需与继发性情感性障碍、精神分裂症、心因性抑郁相鉴别。

五、治疗与预后

（一）躁狂症

躁狂症患者应识别其素质性和触发性，提倡早发现、早治疗。治疗方法主要包括药物治疗和电休克治疗。

1. 药物治疗　药物治疗用于早期、急性发作期及预防复发时的治疗。

碳酸锂是治疗躁狂发作的首选药物，治疗量与中毒剂量比较接近，因此治疗过程中需要监测血锂浓度，血锂浓度的上限不宜超过 1.4mmol/L，以防锂盐中毒。对碳酸锂无效或不能耐受其不良反应的患者，卡马西平和丙戊酸盐可以作为一线药物治疗和预防躁狂的发作，治疗期间需定期严密监测不良反应；对躁狂时的兴奋、冲动并伴有精神病性症状患者，可用抗精神病药物氯丙嗪、氟哌啶醇、氯氮平等。

2. 电休克治疗　急性躁狂发作患者因兴奋冲动，会对其他人员造成伤害且可伤及自身，因此在躁狂急性期，常需合并电休克治疗，以及早控制兴奋症状。可单独使用或合并药物治疗，但药物需相应减量。一般隔日或每日 1 次，4～10 次为 1 个疗程。

3. 预后　躁狂症预后较好，一般不导致明显的、持久的能力减低的残余状态，但仍有较轻的精神活动改变，如情绪不稳、低落的情绪恢复不到病前状态等。如果病情反复发作、发展为慢性、病前有适应不良人格、未经治疗和治疗不充分者，预后往往较差。

（二）抑郁症

抑郁症以抗抑郁药物治疗为主，同时配合心理治疗，对有严重自杀观念或企图的患者可采用电休克治疗。

1. 药物治疗　抗抑郁药能有效缓解抑郁心境及伴随的焦虑、紧张和躯体症状，常用抗抑郁剂包括：①三环类：阿米替林。②四环类：马普替林。③单胺氧化酶抑制剂：吗氯贝胺。④选择性 5- 羟色胺再摄取抑制剂（SSRIs）：舍曲林。⑤去甲肾上腺素和 5- 羟色胺双重摄取抑制剂（SNRIs）：文拉法辛等。

2. 电休克治疗　对于有强烈自杀观念和企图的患者，或病情严重而又无法耐受药物不良反应及药物治疗无效的患者，可采用电休克治疗，电休克治疗后仍需药物维持治疗。

3. 心理治疗　在药物治疗的同时常需合并心理治疗，帮助患者正确认识自己和正确对待疾病，识别和改变歪曲的认知，矫正患者的不良行为，改善患者人际交往能力和心理适应能力，提高患者家庭和婚姻生活的满意度，从而减轻或改善患者的抑郁症状，恢复正常心理、社会和工作功能。心理治疗包括支持心理治疗、认知行为治疗、人际交往治疗等方法。

4. 预后　抑郁发作每次持续时间比躁狂发作长，平均病程为 6～8 个月。一般认为，发作次数越多，且伴有精神病症状，病程持续时间就越长，缓解期也相应缩短，预后较差。

第二节　常见情感性精神障碍患者的护理

一、抑郁症患者的护理

（一）护理评估

1. 生理评估　评估患者的个人成长史、既往健康史、用药史、药物过敏史，目前生命体征、精神状态、睡眠、饮食营养、二便情况、个人卫生自理等状况。

2. 心理评估　全面评估患者的认知活动、情感活动、意志活动等情况，以及对治疗护理配合的态度；病前生活应激事件，患者应对这些挫折和压力的方式及效果等。

3. 家庭及社会文化评估　评估患者家族史、家庭生活环境与经济状况、受教育程度；人际关系是否融洽、社会功能是否受损、社会支持系统等。

（二）护理诊断

1. 有自伤、自杀的危险　与抑郁情绪、无价值感、认知障碍、绝望等因素有关。

2. 营养失调：低于机体的需要量　与抑郁情绪、食欲下降、自罪妄想等因素有关。

3. 睡眠形态紊乱　与有悲观情绪而入睡困难、早醒、醒后难以入睡有关。

4. 生活自理能力下降　与兴趣减低、无力照顾自己有关。

5. 个人应对无效　与情绪低落、缺乏兴趣、精力不足等因素有关。

（三）护理措施

1. 基础护理　满足患者的生理需求，维持适当的营养、排泄、睡眠、休息活动与个人生活上的照顾。

（1）**生活护理**　协助患者料理日常生活，包括起居、个人卫生及仪表，鼓励患者增强自我照顾能力，帮助患者建立起对生活的信心。

（2）**饮食护理**　保证患者定时足量进食和饮水以满足营养需要。选择患者平常较喜欢的饮食，尽量满足其口味，以促进和提高食欲。对拒绝进食患者要耐心劝导并协助喂饭，必要时遵医嘱行鼻饲流质食品或静脉补液，以保证患者的营养。

（3）**睡眠护理**　抑郁症患者以早醒为多见，早晨为一天中最悲观抑郁的时候，自杀发生率最高，因此保证患者的睡眠非常重要。鼓励患者白天从事多次短暂工娱活动，晚间入睡前饮热牛奶、泡热水脚，创造安静舒适的环境促进患者入睡，必要时遵医嘱使用安眠药。清晨加强巡视，对早醒患者尽量督促其起床，并做一些活动，避免患者陷入极度悲观失望之中。

2. 安全护理　自杀企图和行为是抑郁发作最严重而危险的症状，因此，及时发现患者的自杀意图和观念，有效防范和阻止患者的自杀、自伤行为是对抑郁症患者护理工作的重中之重。

（1）**评估自杀动机**　与患者直接交谈关于自杀的话题，了解患者对死亡的看法、自杀的认识和态度，以及有无自杀动机。同时评估患者的自杀危险因素是否存在，以预测其发生自杀的可能程度。

（2）**识别早期自杀先兆**　患者在自杀前，常有不同程度的语言和行为表现，包括反常语言。如患者在自杀前常会说"活着没意思""死了就解脱了"；反常行为，如书写遗书、交代后事、清理东西、郑重打扮；情绪变化，如抑郁情绪加重、烦躁不安或好转，佯装好转来蒙蔽周围人的注意。通过观察和识别这些自杀预兆，及时辨认出患者的自杀意图，从而能有效地阻止患者的自杀行为，保证患者安全。

（3）**提供安全舒适的环境**　将有自伤、自杀危险的患者安置于易观察的房间，并保证房间内设施安全、光线明亮、整洁舒适、空气流通。对各种危险物品，如刀剪、绳索、药物、玻璃等尖锐物品，要妥善保管。定期进行安全检查，发现危险物品或安全隐患要及时处理，杜绝不安全因素。

（4）**严密观察病情** 加强与患者的沟通，密切观察其行为、心理活动的变化，避免患者独处，必要时设专人护理。尤其在夜间、清晨、节假日等容易发生自杀的时段，更要严加防范。

（5）**实施有效抢救措施** 一旦发生自杀、自伤或受伤等意外，需立即隔离患者，实施有效抢救措施。对有自杀、自伤行为的患者，要做好心理护理，制定针对性防范措施。

3. 心理护理

（1）**建立良好的护患关系** 应用沟通技巧，以亲切友善的态度关心和帮助患者，使其产生安全感和信任感。耐心倾听患者诉说自己痛苦的感受和想法，进行相应的心理疏导，引导患者回忆以往愉快的经历和体验，强化正性情绪，弱化负性情绪。

（2）**增加正性的思考** 抑郁症患者常不自觉地对自己或事物保持负性思考，认为"自己不如别人""生活没有希望等"，与患者共同回顾他的优点和成就，取代其负性思考；鼓励其参加有益的活动，使其从负性情感中解脱出来，认识到自身存在的价值；对患者的进步及时表扬、鼓励。

（3）**建立新的应对技巧** 护士应为患者创造和利用一切个人或集体的人际交往机会，帮助患者改善以往消极被动的交往方式，增强交往技巧，逐步建立积极交往能力。

4. 药物护理 药物是治疗抑郁发作的有效手段，在病情允许的情况下告知患者遵医嘱坚持服药治疗的重要性。护士应确保患者每次服药，并观察用药后反应。

5. 健康教育 帮助患者及家属认识疾病的性质、症状，正确对待疾病；讲解药物治疗的重要性，在医生的指导下用药，不擅自增药或减药；讲解药物不良反应的表现及处理措施；教会患者及家属早期识别复发的前兆，及时就医；帮助患者正确评价自我、过去和未来，保持乐观的心情。

（四）护理评价

在对抑郁症患者进行护理评价时，护理人员主要从以下方面进行。

1. 患者的基本生理需要（如饮食、睡眠、排泄和卫生等）是否得到满足。

2. 患者是否发生了自伤、自杀等意外行为。

3. 患者抑郁情绪反应是否得到改善。

4. 患者是否可以正确认识疾病，是否了解疾病的相关知识，能否正确面对今后的生活、学习和工作。

5. 患者的人际交往方式、沟通交流能力是否得到改善。

二、躁狂症患者的护理

（一）护理评估

1. 生理评估 评估患者的个人成长史、既往健康史、用药史、药物过敏史，目前生命体征、精神状态、睡眠、饮食营养、二便情况、个人卫生自理等。

2. 心理评估 全面评估患者的认知活动、情绪活动、意志活动等情况，以及对治疗护理配合的态度。

3. 家庭及社会文化评估 评估患者家族史、家庭生活环境与经济状况、受教育程度；人际关系是否融洽、社会功能是否受损、社会支持系统等。

（二）护理诊断

1. 有对他人实施暴力行为的危险 与情感控制能力下降、易激惹有关。

2. 睡眠形态紊乱 与兴奋、精力旺盛等因素有关。

3. 生活自理能力下降 与兴奋、无暇自理生活有关。

4. 营养失调：低于机体需要量 与进食不规律、兴奋消耗过多等因素有关。

5. 有外伤的危险 与兴奋、好挑逗、易激惹、自控能力下降等因素有关。

（三）护理措施

1. 基础护理

（1）保证营养供给 提供高营养、高热量、易消化的食物，保证能量和水分的摄入，使营养摄入与消耗达到平衡。引导和督促患者自行定时定量摄入高热量、高营养、易消化吸收的食物和水分；对暴饮暴食者要加强监护，防其暴饮暴食；对极度兴奋躁动的患者应单独进餐，专人护理，必要时可喂食或鼻饲，记录24小时出入量。定时监测患者体重的变化。

（2）保证休息和睡眠 为患者提供一个安全、刺激少的环境。护士在接触患者时要低声说话，轻步走路，语言镇静、温和。指导患者睡前不宜进行长时间谈话、避免喝茶和咖啡，可遵医嘱给予催眠药物，最大限度地保证睡眠时间和质量。

（3）个人卫生的护理 引导鼓励患者按时料理个人卫生，及时提醒增减衣物，注意防寒保暖。对患者异常的打扮和修饰给予婉转指正。对患者的进步给予及时肯定和鼓励。

2. 安全护理 躁狂症患者由于精神活动处于异常高涨、易激惹的状态，自控力下降，稍有不满和不顺，便会发生冲动伤人、毁物等意外暴力事件。因此，稳定情绪，防止发生冲动、伤人的行为是护理躁狂发作患者的重点工作。

（1）提供适宜环境 躁狂发作患者宜安置在安静、宽敞、温度适宜、色彩淡雅，以及陈设简单、安全的环境中，减少各种不良环境因素对患者的刺激和干扰，避免加重患者的兴奋症状。

（2）及时发现暴力行为的征兆 患者发生暴力行为前，常会表现出不同程度行为异常的征兆，如辱骂、坐立不安、情绪激动而易激惹、无理要求多且强烈等，及时发现征兆，有效阻止患者发生冲动伤人行为。

（3）减少诱发原因 对于既往发生暴力行为或目前出现暴力征兆的患者，要及时了解造成患者情绪激动的原因，设法消除刺激因素，有效防范暴力行为的发生。

（4）**避免激惹患者**　对患者的过激言行不辩论，但也不轻易迁就，应因势利导，鼓励患者按以适当的方式表达与宣泄。

（5）**冷静处理暴力行为**　当患者出现暴力行为时，护理人员应沉着、冷静，切不可硬性阻拦患者的冲动行为。首先呼叫其他工作人员协助，然后疏散周围病友，维持周围环境的安全和安静。同时安抚患者，尽量稳定其情绪，劝导患者放下手中的武力器具。必要时将其安置在安静的隔离房间，加强巡视，班班交接。

3. 心理护理　与患者建立良好的护患关系，鼓励患者倾诉，表达内心的真实想法和感受，得到情感的宣泄。在患者诉说过程中，护理人员需要认真倾听，适时解释和劝导，使其情感危机得到疏导。指导患者学习和锻炼社交技巧，及时给予鼓励和肯定，以增加患者的自信。安排和鼓励患者参加适宜的集体活动，既能释放其过盛的精力，又能现实体验到与人沟通的方法和被人接受的认同感，有助于其社会功能的恢复。

4. 药物护理　遵医嘱给予药物对症治疗，注意观察药物疗效与不良反应。特别是服用锂盐的患者，应注意：①血锂浓度的监测；②早期发现不良反应，当患者出现恶心、呕吐、腹泻、厌食等消化道症状时，应高度警惕患者是否出现了中毒先兆；③鼓励患者多喝淡盐水，增加钠的摄入，有利于肾对锂的排泄，保证用药的安全。

5. 健康教育　对患者及家属进行相关知识的宣传教育，使他们了解疾病的表现、治疗药物、不良反应的观察及处理，强调坚持服药的重要性；教育患者及家属如何识别疾病复发的早期征象；随着病情的好转，选择适当时机让患者了解自己的病态，从主观上调整情感和行为，保持良好的情绪，正确对待未来。

6. 护理评价

（1）患者的基本生理需要，如饮食、睡眠、排泄和卫生等是否得到满足。

（2）患者是否发生了冲动、伤人、自伤、自杀等意外行为。

（3）患者异常的情绪反应是否得到改善。

（4）患者是否可以正确认识疾病，是否了解疾病的相关知识，能否正确面对今后的生活、学习和工作。

（5）患者的人际交往方式、沟通交流能力是否得到改善。

复习思考

1. 情感性精神障碍的常见类型有哪些？其临床表现是什么？

2. 抑郁症患者的安全护理措施有哪些？

3. 躁狂发作患者的护理措施有哪些？

扫一扫，知答案

扫一扫，看课件

第 十 一 章

神经症性、分离（转换）性障碍的护理

【学习目标】

1. 掌握各类神经症患者的临床特点。

2. 熟悉神经症性、分离性障碍患者的护理要点。

3. 了解神经症的共性特点。

案例导入

【案例1】

患者，女，32岁，病前性格内向、敏感。患者3个月来经常莫名担心、紧张，整日心烦，坐立不安，常彻夜不眠，但又说不出心烦的理由。1个月前，患者突感胸闷、气急、大汗淋漓、全身颤抖、极度恐惧，有一种即将窒息死亡的感觉，想大声呼救，但叫不出声音，随后眼前发黑，四肢无力，倒在地上。此后又有过几次类似发作，每次持续15～30分钟，被家人送往急诊室留观，但24小时心电监护、超声心动图和心电图等检查无明显异常。此次入院查体发现患者心率较快，手心出汗明显，呼吸略显急促，双手细微震颤，不停在室内走动。精神检查：意识清晰，接触合作，求医迫切。未见幻觉、妄想。

临床诊断：广泛性焦虑障碍。

请问：目前，该患者的护理诊断有哪些？应如何护理？

【案例2】

患者，女，52岁，平时没有主见，习惯听信他人。某日因服药后阅读药品说明书，发现其目前服用的药物可能会导致恶心、震颤等不良反应，患者即突感胃肠不适，手部不停抖动而就诊。入院查体结果并无异常发现，后给其注射用水肌注，同时对患者称这是最好的解除不良反应的药物，不久患者即恢复如初。

临床诊断：分离性障碍。

请问：目前，该患者的护理诊断有哪些？应如何护理？

第一节　概　述

一、概念

神经症（neurosis）是一组有一定人格基础，起病常受心理社会因素影响的精神障碍的总称。主要表现为精神活动能力下降、烦恼、紧张、焦虑、恐惧、强迫、疑病或各种躯体不适感。这些症状在不同类型的神经症患者身上常混合存在，但均不伴有器质性病变。患者对自身疾病有相当的自知力，病程大多持续迁延。

二、神经症的特征

神经症虽然各亚型有不同的症状，但有其共同特点。

1. 发病常与心理社会因素有关。

2. 病前多有一定的易感素质与人格基础。

3. 症状无任何可证实的器质性病变基础。

4. 社会功能相对完好，行为一般保持在社会规范允许的范围内。

5. 患者无精神病性症状。

6. 患者对疾病有相当的自知力，有主动求治要求。

第二节　常见的神经症性障碍

参照世界卫生组织于 1992 年公布的《国际疾病分类》第 10 版（ICD-10）中对神经症性障碍的分类名称，本章将重点讨论以下几类神经症性障碍。

一、恐怖性焦虑障碍

恐怖性焦虑障碍（phobic anxiety disorders）简称恐怖症，是以恐惧症状为主要临床表现的一类神经症。患者对外界某种客观事物或情境产生异乎寻常的恐惧和紧张，发作时常伴有明显的焦虑和自主神经症状。患者极力回避所害怕的客体或处境，或是带着畏惧去忍受，因而影响其正常活动。

（一）病因与发病机制

1. 遗传因素　家系及双生子调查提示，广场恐怖可能与遗传有关，其一级亲属的患病率高于其他亲属，并且远高于其他人群。

2. 生化研究　有研究发现，恐怖性焦虑障碍的发生可能与去甲肾上腺素、5-羟色胺系统功能改变有关。

3. 心理社会因素　19世纪初，美国心理学家用条件反射理论来解释恐怖症的发生机制，认为恐怖症状的扩展和持续是由于症状的反复出现，使焦虑情绪条件化，回避行为则阻碍了条件化的消退，通过操作性条件反射，恐怖症状形成并固定化。

（二）临床表现

根据恐惧对象的不同可将恐怖性焦虑障碍归纳为以下三大类。

1. 广场恐怖　此类恐怖是各种恐怖障碍中对患者功能影响最大的。这类恐怖不仅包括害怕开放的空间，也包括害怕置身人群及难以逃回安全处所（多为家）的其他地方。患者害怕进入商店、人群或公共场所，或害怕乘火车、汽车或飞机独自旅行。多数患者因想到在公共场所会崩溃并处于无助之中而恐慌不已。广场恐怖性情境的关键特征之一是没有即刻能用的出口。起病多在成年早期，女性多于男性。

2. 社交恐怖　此类恐怖常始于少年期，主要特点是害怕在小团体中被人审视，导致对社交情境的回避。情境可表现为孤立的（即限于在公共场合进食、公开讲话，或遇到异性），也可以是泛化的，涉及家庭圈子以外的几乎所有情境。社交恐怖常伴自我评价低和害怕批评。可有脸红、手抖、恶心或尿急等主诉。回避往往十分明显，在极端情况下，可引起完全的社会隔离。

3. 特定的（孤立的）恐怖　此类恐怖常局限于高度特定的情境，如害怕接近特定的动物，害怕高处、雷鸣、黑暗、飞行、封闭空间、在公厕大小便、进食某些东西、牙科、目睹流血或创伤，以及害怕接触特定的疾病。特定的恐怖常始于童年或成年早期，若不加以治疗，可以持续数十年。其导致功能残缺的程度取决于患者回避恐怖情境的难易程度。与广场恐怖相反，特定的恐怖对恐怖情境的害怕一般没有波动。放射性疾病、性病感染如艾滋病是疾病恐怖的常见对象。

（三）诊断要点

1. 焦虑必须局限于或主要发生在特定的恐怖物体或情境。

2. 对某些物体或情境有强烈恐惧，恐惧的程度与实际危险不相称，明知别人在同样情境下不会感到危险或威胁，但不能减轻其恐惧体验和焦虑心情。

3. 心理症状或自主神经症状（如头晕、昏倒、心慌、颤抖、出汗等）必须是焦虑的原发表现，而不是继发于其他症状，如妄想或强迫思维。

4. 对恐怖情境的回避必须是突出特征。

二、惊恐障碍

惊恐障碍（panic disorder）又称急性焦虑障碍。其特点是发作的不可预测性和突然性，反应程度剧烈，患者常体会到濒临灾难性结局的害怕和恐惧，而终止亦迅速。患者常在无特殊的恐惧性处境时，感到一种突如其来的惊恐体验，伴濒死感或失控感以及严重的自主神经功能紊乱症状。

（一）病因与发病机制

1. 遗传因素 某些研究发现，惊恐障碍先证者的一级亲属中本病的发病风险率明显高于一般人群的患病率，显示本病具有家族聚集性。

2. 神经生化因素 乳酸学说者认为，乳酸盐含量的升高可能与焦虑发作有关，给焦虑症患者静滴乳酸钠，结果发现多数患者在滴注过程中出现惊恐发作。神经递质学说认为，中枢神经系统的肾上腺素能系统、多巴胺能系统、5-羟色胺能系统和 γ-氨基丁酸等神经递质系统的正常及平衡与否可影响焦虑的产生。

3. 心理因素 精神分析理论认为，焦虑是对未认识到的危险的一种反应。行为主义理论则认为，焦虑是恐惧某些环境刺激形成的条件反射。

（二）临床表现

惊恐障碍的基本特征是严重焦虑（惊恐）的反复发作，焦虑不局限于任何特定的情境，因而具有不可预测性。惊恐发作通常起病急骤，终止迅速。发作期间意识清晰，高度警觉，一次惊恐发作常继之以持续性地害怕再次发作。处于惊恐发作中的患者常体验到害怕和自主神经功能紊乱症状的不断加重，致使患者十分急切地离开所处的场所。频繁的、不可预测的惊恐发作可导致患者害怕独处或进入公共场所。

（三）诊断要点

1. 要确诊应在大约 1 个月内存在几次严重的惊恐发作。

2. 发作出现在没有客观危险的环境，发作不可预测。

3. 发作时表现强烈的恐惧、焦虑及明显的自主神经症状。

4. 发作间歇期，除害怕再发作外，基本没有焦虑症状。

三、广泛性焦虑障碍

广泛性焦虑障碍（generalized anxiety disorder）是以持续的显著紧张不安，伴有自主神经功能兴奋和过分警觉为特征的一种慢性焦虑障碍。

（一）病因与发病机制

1. 遗传因素　Noyes（1987）等报告，广泛焦虑障碍患者的亲属中本病的患病风险率为 19.5%，远高于一般人群患病率。

2. 神经生物因素　对焦虑的神经生物学研究表明，γ - 氨基丁酸、去甲肾上腺素、5- 羟色胺等参与了焦虑的发生。

3. 心理因素　弗洛伊德认为，焦虑是一种生理的紧张状态，起源于未获得解决的无意识冲突，自我不能运用有效的防御机制，便会导致病理性焦虑。

（二）临床表现

1. 精神焦虑　表现为对未来可能发生的、难以预料的某种危险或不幸事件的经常担心。有的患者不能明确意识到担心的对象或内容，而只是一种提心吊胆、惶恐不安的强烈内心体验，称为自由浮动性焦虑。患者常有恐慌的预感，终日心烦意乱，坐卧不宁，忧心忡忡，似有大祸临头之感。

2. 躯体焦虑　表现为运动不安与多种躯体症状。运动不安：患者表现搓手顿足，来回走动，不能静坐，可见眼睑、面肌或手指震颤。躯体表现：可见胸部压迫感、呼吸急促、心悸、尿频、耳鸣、头晕、上腹不适、头痛、肌肉疼痛、失眠、多汗等症状。

3. 过分警觉　表现为惶恐，易惊吓，对外界刺激敏感，易于出现惊跳反应；注意力难于集中；难以入睡和易惊醒；感觉过敏；情绪易激惹等。

4. 其他　广泛性焦虑障碍患者常合并疲劳、抑郁、强迫思维、人格解体等症状。

（三）诊断要点

一次发作中，患者必须在至少数周（通常为数月）内的大多数时间存在焦虑的原发症状，这些症状通常应包含以下几个要素。

1. 恐慌　为将来的不幸烦恼，感到"忐忑不安"，注意困难等。

2. 运动性紧张　坐卧不宁、紧张性头痛、颤抖、无法放松等。

3. 自主神经功能亢进　出汗、心动过速、呼吸急促、上腹不适、头晕、口干等。

四、强迫障碍

强迫障碍（obsessive-compulsive disorder）简称强迫症，是以反复持久出现的强迫观念和强迫动作为主要症状的一类神经症。患者明知这些观念及动作没有现实意义，是不必要的或多余的，但无法摆脱，因而感到十分苦恼。

（一）病因与发病机制

1. 遗传因素　近年来大量研究发现，强迫障碍的发病可能存在一定遗传倾向。如患者的父母中强迫症的患病率为 5% ~ 7%，比群体的发病率要高得多。患者的同胞、父母及子女，属强迫型人格者也较多。

2. 生化因素　有不少证据支持强迫障碍患者有 5- 羟色胺（5-HT）功能异常。研究发现，5-HT 再摄取抑制剂如氯米帕明、氟西汀等，都对强迫障碍有较好的疗效，提示 5-HT

系统功能增强与本症发病有关。

3. 心理社会因素　心理社会因素是强迫障碍重要的诱发因素。许多研究表明，患者在首次发病时常遭受过一些不良生活事件，如人际关系紧张、生活环境变迁、担心意外、家庭不和、工作学习受挫等。

4. 人格特征　强迫障碍患者个性中或多或少存在追求完美、对自己和他人高标准严要求的倾向，部分患者病前即有强迫型人格，在疾病发生中起重要作用。

（二）临床表现

强迫障碍多在无明显诱因下缓慢起病，发病多始于童年或成年早期，病程多变。其基本特征是反复出现的强迫思维或强迫动作。

1. 强迫思维　即某种联想、观念、回忆或疑虑等顽固地反复出现，难以控制。

（1）强迫怀疑　对自己行为的正确性产生怀疑，明知这种怀疑是多余的，但却不能控制及摆脱。如患者怀疑不清洁或被污染，写信后怀疑地址是否写错和封好，外出时怀疑房门是否锁好，是否把存折带出，做饭后怀疑煤气开关是否关好等。

（2）强迫回忆　表现为反复而持久地回忆曾经做过的无关紧要的事，虽明知无任何意义，却不能克制自己反复回忆。

（3）强迫联想　患者脑子里出现一个想法或看到一句话，便不由自主地联想起另一个想法或语句。如果出现的想法或语句与原来相反，称对立性思维，如想起"战争"立即联想到"和平"、想到"富有"立即想到"贫穷"等。

（4）强迫性穷思竭虑　对自然现象或日常生活中的事件进行反复思考，明知毫无意义，却不能克制，如反复思考："房子为什么朝南而不朝北？"

（5）强迫意向　在某些场合下，患者反复体验到被某种与当时意愿相反的意向所纠缠的内心冲动，明知那样做是荒谬的、不对的，但却控制不住这种意向的出现。例如，母亲抱着心爱的婴儿到河边，此时却突然产生将婴儿扔到河里的想法。

2. 强迫动作

（1）强迫检查　通常与强迫怀疑同时出现。患者对明知已做好的事情不放心，反复检查，如反复核对已写好的账单、信件或文稿等。

（2）强迫洗涤　反复多次洗手或洗物件，心中总摆脱不了"感到脏"，明知已洗干净，却无法自控，非洗不可。

（3）强迫计数　不可控制地数台阶、电线杆，做一定次数的某个动作，否则感到不安，若有漏掉了要重新数起。

（4）强迫仪式动作　在日常活动之前，先要做一套有一定程序的动作，如睡前要按一定程序脱衣、鞋并按固定的规律放置，否则感到不安，必须重新穿好衣服、鞋袜再按程序进行脱和摆放。

（三）诊断要点

患者必须在连续两周中的大多数日子里存在强迫思维或强迫动作，或两者并存。这些症状引起痛苦或妨碍活动。强迫症状应具备以下特点。

1. 必须被看作是患者自己的思维或冲动。

2. 强迫症状反复出现，令人不快，甚至痛苦，患者总是试图抵制，但不能奏效。

3. 排除其他精神障碍继发的强迫症状。

五、躯体形式障碍

躯体形式障碍（somatoform disorders）是一种以持久的担心或相信各种躯体症状的优势观念为特征的精神障碍，常伴有焦虑或抑郁情绪。患者反复就医，各种医学检查的阴性结果和医生的再三解释均不能打消患者疑虑。躯体形式障碍主要包括躯体化障碍、未分化的躯体形式障碍、疑病障碍、躯体形式的自主功能紊乱、躯体形式的疼痛障碍等。

（一）病因与发病机制

1. 遗传因素　某些研究认为，躯体形式障碍与遗传易感素质有关。通过对一组慢性功能性疼痛的研究发现，其阳性家族史明显高于器质性疼痛。

2. 人格特征　不少研究发现，这类患者多具有敏感多疑、固执、对健康过度关心的神经质个性特征。他们更多地把注意力集中于自身的躯体不适及其相关事件，导致感觉阈降低，增加了对躯体感觉的敏感性，易于产生各种躯体不适和疼痛。

3. 心理社会因素

（1）生活事件　某些研究发现，生活事件与身体主诉呈正比，生活事件与疼痛量呈正相关。生活事件中以长期性应激为主。

（2）文化因素　有研究发现，情绪的表达常受特定的社会文化影响，负性情绪常被看成是无能耻辱的表现，从而阻碍该类情绪的直接表露，而躯体不适的主诉则是一种"合法"途径。

（3）认知作用　患者的人格特征及不良心境可影响认知过程，导致对感知的敏感和扩大化，使当事人对躯体信息的感觉增强，选择性地注意躯体感觉并以躯体疾病来解释这种倾向，增强了与疾病有关的联想和记忆及对自身健康的负性评价。

（二）临床表现

躯体症状可涉及全身各个系统，可有多种症状同时存在，表现为各种不适或疼痛。主要临床类型有以下几种。

1. 躯体化障碍　主要特征为多种多样、反复出现、时常变化的躯体症状。患者常伴明显抑郁和焦虑。躯体症状可涉及身体的任何部位，常见胃肠道感觉（疼痛、打嗝、反酸、呕吐、恶心等）、异常的皮肤感觉（痒、烧灼感、刺痛、麻木感、酸痛等）、皮肤斑点等。

2. 未分化的躯体形式障碍　如果躯体主诉具有多样性、变异性和持续性，但又不足以构成躯体化障碍的典型临床相，则应考虑本诊断。常见的症状如疲乏无力、食欲缺乏，以及胃肠道或泌尿系统不适。

3. 疑病障碍　是指患者担心或相信自己患有一种或多种严重躯体疾病的躯体形式障碍，主要表现为对身体健康或疾病的过分担心，其严重程度与实际健康状况很不相称。患者反复就医，各种医学检查阴性结论和医生的解释均不能打消患者疑虑。

4. 躯体形式的自主神经功能紊乱　是一种主要受自主神经支配与控制的器官或系统发生躯体障碍所致的神经症样综合征，常涉及心血管、胃肠道、呼吸、泌尿生殖系统等。

5. 躯体形式的疼痛障碍　主要表现为各种部位的持久性疼痛，使患者痛苦或影响其社会功能，但医学检查未见疼痛部位有器质性病变。常见的疼痛部位是头痛、非典型面部痛、腰背痛和慢性盆腔痛；疼痛可位于体表、深部组织或内脏器官；性质可为模糊的钝痛、胀痛、酸痛或锐痛。发病高峰年龄在 30～50 岁之间，女性多见。患者常以慢性疼痛作为其突出症状而反复求医，服用多种药物治疗，常致镇静、止痛药物依赖，并伴发焦虑、抑郁和失眠。

（三）诊断要点

1. 存在各式各样、变化多端的躯体症状至少两年，且未发现任何恰当的躯体解释。
2. 不断拒绝多名医生关于其症状没有躯体解释的忠告与保证。
3. 症状及其所致行为造成一定程度的社会和家庭功能损害。

六、神经衰弱

神经衰弱（neurasthenia）是指大脑由于长期的情绪紧张和精神压力，从而产生精神活动能力减弱的一类神经症。其主要特征是精神易兴奋和脑力易疲乏，常伴有情绪不稳、易激惹、睡眠障碍、头痛、多种躯体不适等症状，这些症状不能归于躯体疾病、脑器质性疾病或某种特定的精神疾病。常缓慢起病，病程迁延。病前多有持久的情绪紧张和精神压力。

（一）病因与发病机制

1. 人格特征　多数患者病前具有不良的性格特征，如孤僻、胆怯、敏感、多疑、急躁或遇事容易紧张，因而易于导致对生活事件的调节障碍，使大脑长期处于持续性紧张状态而发病。

2. 精神因素　神经系统功能过度紧张，长期心理冲突和精神创伤引起负性情感体验，生活无规律，过分疲劳，缺乏充分的休息等都可成为本病起因。

3. 其他　感染、中毒、营养不良、内分泌失调、脑外伤和慢性躯体疾病等也可成为本病的诱因。

（二）临床表现

1. 脑功能衰弱症状 是神经衰弱的基本症状，包括精神易兴奋和脑力易疲乏。主要表现为回忆和联想增多，整个思维活动没有效率，使患者深感苦恼。患者经常感到精力不足、萎靡不振、不能用脑或脑力迟钝、肢体无力、困倦思睡、注意力集中困难、工作效率显著下降，即使充分休息也不足以恢复其疲劳感。

2. 情绪症状 主要表现为烦恼、紧张、易激惹。烦恼的内容往往涉及现实生活中的各种矛盾，感到困难重重，无法解决。遇事易激动，或烦躁易怒，或易于伤感、落泪。

3. 心理生理障碍 神经衰弱患者常伴大量的躯体不适症状，最常见的有睡眠障碍和紧张性疼痛。睡眠障碍多表现为入睡困难和易惊醒。而紧张性疼痛常因紧张情绪引起，以紧张性头痛最常见，患者常感头昏、头胀，头部紧压感。

（三）诊断要点

1. 神经衰弱患者有显著的衰弱或持久的疲劳。

2. 表现以下症状中的任何两项：易兴奋又易疲劳；情绪波动大，烦恼、紧张、易激惹；因情绪紧张引起紧张性头痛或肌肉疼痛；睡眠障碍。

3. 上述情况对学习、工作和社会交往造成不良影响。

第三节 分离（转换）性障碍

分离（转换）性障碍 [dissociative（conversion）disorders] 是一类由明显精神因素如重大生活事件、内心冲突、情绪激动、暗示或自我暗示等作用于易感个体所导致的以解离和转换症状为主的精神疾病。疾病的发生、症状和病程与患者的病前人格特征有关。

国外有关统计资料显示，居民中本病患病率女性为 3‰~ 6‰，男性少见。文化落后、经济状况差的地区患病率较高。

一、病因与发病机制

1. 遗传因素 目前有关本病的遗传学研究结果并不一致。有些研究发现，分离（转换）性障碍患者的一级亲属的同病率较高，但也有研究得出相反的结论。

2. 心理社会因素 一般认为，心理社会因素是本病的主要病因。常见家庭、工作、人际关系等矛盾纠纷，或特殊事件使人感受委屈、气愤、悲伤、恐惧等，成为发病的直接因素。幼年期的创伤性经历，如遭受精神、躯体或性的虐待，可能是成年后发生本病的重要原因。文化闭塞、迷信观念重的地区发病率高。

3. 人格特征 具有情感反应强烈、易于接受暗示、表情夸张做作、喜欢寻求别人注意和自我中心等表演性人格特征的人，在受到挫折、出现心理冲突或接受暗示后易患本病。

二、临床表现

本病多数急性起病，病情发展迅速，临床表现复杂多样，常见以下表现形式。

1.分离性遗忘 主要特点是记忆丧失，通常为重要的近期事件。遗忘不是由器质性原因所致，也不能用一般的健忘或疲劳加以解释。遗忘可以是部分性和选择性，且一般都围绕着创伤性事件，如意外事故或意外的亲人丧失等。

2.分离性漫游 表现为患者突然从家中或工作场所出走，旅行地点可能是以往熟悉或有情感意义的地方。此时意识范围缩小，但日常的基本生活能力和简单的社交活动（如购物、问路等）依然保持，历时几十分钟到数日，清醒后对病中经历完全遗忘。

3.分离性木僵 患者行为符合木僵的标准，检查和询问找不到躯体原因的证据。常在强烈的精神创伤之后或被创伤体验所触发，患者出现精神活动全面抑制。表现为问之不答、推之不动，表情呆滞、四肢发硬，常维持一种固定姿势，对刺激缺乏反应。

4.出神与附体障碍 表现为暂时性地同时丧失个人身份感和对周围环境的完全意识。患者的意识范围明显缩小，注意和意识仅局限于或集中在密切接触环境的一两个方面，只对环境中的个别刺激有反应。常有局限且重复的一系列运动、姿势和发音。处于出神状态的人，如果其身份为鬼、神或死亡之人所代替，声称自己是某神或已死去的某人在说话，则称为附体状态。出神和附体是不随意的、非人所愿的病理过程，发作过后患者对过程全部或部分遗忘。

5.分离性运动障碍 表现为一个或几个肢体的全部或部分运动能力丧失。常见的形式有肢体瘫痪、肢体震颤抽动或肌阵挛、起立或行走不能、失音症等。瘫痪可为部分性的，即运动减弱或运动缓慢；也可为完全性的。可有突出的各种形式和程度不等的共济失调，尤以双腿多见，引起离奇的姿势或不借扶助站立不能。也可有一个或多个肢端或全身的夸张震颤。

6.分离性抽搐 分离性抽搐（假性抽搐）在运动方面与癫痫的抽搐十分近似，但没有癫痫的临床特征和脑电生理改变。咬舌、严重摔伤、小便失禁等表现在分离性抽搐中很罕见，也不存在意识丧失，而代之以木僵或出神状态。

7.分离性感觉障碍 表现为躯体感觉麻木、丧失、过敏或异常，或其他特殊的感觉障碍。皮肤麻木区域的边界表明，它更接近患者关于躯体功能的概念，而与神经解剖不符。感觉丧失可伴感觉异常的主诉。感觉异常如患者常说咽部有异物感或梗阻感，咽喉部检查不能发现异常，称为"癔症球"，中医学称"梅核气"。相关医学检查不能发现与症状相匹配的器质性异常。视觉障碍多表现为丧失视觉敏锐性，整个视野模糊或"管状视野"。听觉障碍多表现为突然丧失听力，相关的听觉功能检查多示正常。

三、诊断要点

本病确诊需符合以下标准：具有分离性障碍与躯体功能障碍，特别是神经系统功能障碍，有充分证据排除器质性病变和其他精神疾病；起病与应激性事件之间有明确的联系，病程多反复迁延；症状明显妨碍社会功能。

四、治疗

早期充分治疗对防止症状反复发作和疾病的慢性化十分重要。

1. 心理治疗 本病的症状是功能性的，因而心理治疗占重要地位。治疗前应建立良好的医患关系，给予适当的保证，但忌过多讨论发病原因，应尽快完成必要的检查，排除器质性损害。治疗以消除实际症状为主。允许患者尽情倾诉其内在的不良情绪，给予倾听、鼓励和安慰。因患者易于接受暗示，所以心理治疗常采用暗示疗法，如药物暗示、言语暗示、情景暗示等，效果良好。也可采用催眠疗法，在催眠状态下，重现患者的创伤性体验，使其压抑的情绪得以释放，对情绪障碍突出的患者可以收到良好效果。

2. 药物治疗 作为综合治疗的一环，药物治疗的作用不容忽视：一是控制发作，为心理治疗奠定基础；二是控制伴发症状，减少诱发因素。急性发作者，使用地西泮使患者入睡，多数患者醒后症状即可消失；急性期过后精神症状仍然明显者，可给予氯丙嗪口服。

3. 物理治疗 针灸或电兴奋治疗对分离性运动障碍、感觉障碍等有良好效果，可以选用。

第四节　神经症性、分离（转换）性障碍患者的护理

一、护理评估

1. 生理状况 评估患者的生命体征、营养、睡眠、饮食、排泄情况、生活自理能力，以及患者的生长发育史、家族史、既往史、用药情况、药物过敏史及躯体症状的表现等。

2. 心理状况 评估患者的精神症状、情感状态、行为表现等。评估患者有无精神易兴奋和脑力易疲劳；有无焦虑、恐惧、抑郁、易激惹等情绪症状；有无强迫观念、强迫意向和强迫行为；有无懒散、被动、怪异行为、暴力行为、自伤行为；有无意识改变状态、感觉异常、运动障碍等。

3. 社会状况 对患者社会文化背景、经济状况、工作及学习环境、社会支持系统、人际交往能力等进行评估，评估患者有无生活压力事件及应对情况。

二、护理诊断

（一）生理方面

1. 睡眠形态紊乱 与焦虑、恐惧等负面情绪有关。

2. 营养失调：低于机体需要量 与紧张、焦虑、抑郁情绪导致的食欲下降有关。

3. 自理能力缺陷 与强迫行为或情绪低落有关。

4. 躯体移动障碍 与分离性运动障碍、分离性木僵有关。

（二）心理方面

1. 焦虑 与紧张、担心、不愉快的观念反复出现有关。

2. 恐惧 与暴露在所害怕的客体或不能预测或控制焦虑反应有关。

（三）社会方面

1. 社交障碍 与缺少自信、羞耻心理或恐惧感而采取回避行为有关。

2. 个人应对无效 与焦虑、恐惧而无法应对压力情境有关。

三、护理措施

（一）生理护理

1. 评估患者睡眠障碍的原因，减少影响患者睡眠的诱发因素。为患者创造良好的睡眠环境，合理安排作息制度，养成良好的睡眠习惯。

2. 鼓励患者进食，为其提供营养丰富、易消化、色香味俱全的食物。

3. 根据患者的生活自理情况，做好日常生活护理。对分离性木僵的患者，要注意口腔和皮肤护理，定期翻身，防止压疮的发生。

4. 督促和鼓励患者循序渐进地进行功能锻炼，促进其躯体正常功能的恢复。

（二）心理护理

1. 建立良好的护患关系。交谈时应态度和蔼、注意倾听，以真诚、理解、和善、支持的态度对待患者，鼓励患者表达自己的情绪和不快体验，协助其识别和接受负性情绪和行为。

2. 帮助患者正确认识和对待疾病。与患者共同探讨与疾病相关的应激源及应对方式，协助患者消除应激，学习新的应对方法，接受和应对不良情绪，增强其对应激事件的认识能力。

3. 帮助患者锻炼和纠正性格缺陷。针对患者以自我为中心的特点，加强心理疏导及个性教育，培养开朗乐观的情绪，增强治愈疾病的信心。

4. 做好家属配合工作。向家属交代疾病的特点及预防复发的相关知识，要求家属用正确的态度对待患者，督促和协助患者按时服药、定期复查，预防疾病复发。

（三）用药护理

督促患者按时完成药物治疗计划，观察药物疗效及副作用，给予服药指导，以有效控制疾病的症状。

（四）安全护理

提供安静舒适的环境，减少外界刺激。加强安全护理，避免环境中的危险因素，防患于未然。加强巡视，严防患者可能发生的自杀、自伤及冲动伤人毁物行为并及早干预。

（五）健康教育

1. 根据患者特点，进行个体化的健康教育，以提高患者及家属对疾病的认识，消除焦虑、紧张、抑郁情绪。

2. 帮助患者认识自己的性格缺陷，教会患者正确处理问题的方法，不断完善自己的性格，调整不良情绪，增强心理承受能力。鼓励患者积极参加各项活动，增强社会适应能力，促进疾病康复。

3. 指导和教育患者及家属正确地认识疾病的性质。如分离性障碍患者所表现出来的疾病症状是功能性而非器质性的，消除患者和家属的顾虑。

复习思考

1. 简述神经症的共性特点。

2. 神经症性障碍的常见类型及临床表现有哪些?

3. 分离性障碍的临床表现有哪些?

扫一扫，知答案

扫一扫，看课件

第 十 二 章

应激相关障碍的护理

【学习目标】

1. 掌握应激相关障碍的诊断及护理。

2. 熟悉不同应激障碍类型及临床表现。

3. 了解应激相关障碍的概念。

案例导入

张某，男，46岁，已婚，初中文化，曾为某公益组织救援队成员。病前个性开朗，人际关系良好。在一段时间的工作任务中需要经常打捞尸体，之后几个月出现失眠、噩梦、食欲不振，常常闭眼就能看到尸体的画面，自述能清晰地看到尸体被打捞上岸，令自己非常痛苦，而画面总是不自主地反复出现，使其情绪不稳，在家中也担惊受怕，对家人态度变得冷淡，有时疑神疑鬼，警觉性增加，难以正常交谈，有时对答不切题。

请问：1. 该患者最可能的诊断是什么？

2. 该患者目前存在哪些护理诊断？

3. 应对该患者采取何种护理措施？

第一节 概 述

一、应激与反应

应激（stress）是指个体在各种刺激的作用之下，生理、心理、社会功能的内部稳定状态受到干扰，个体为维持动态系统的平衡所表现出的适应及应对过程，是应激源到应激反应中多种中介因素相互作用的过程。应激反应（stress reaction）又称为应激的心身反应（psychosomatic response），是指个体在觉察到应激情况后出现的非特异性反应，包括心理、生理和行为的改变。

应激一词最早由加拿大病理生理学家汉斯·塞利（Hans Selye）于 1936 年首先应用于医学领域。他认为应激可分为良性应激（eustress）和不良应激（distress）。适度的良性应激可以使个体的警觉水平提高，调动机体潜能，利于个体的生存和心身健康；而不良应激是超过个体可接受程度范围的刺激，可能会变成导致个体产生问题的原因。

二、常见的应激源

应激源（stressor）是指能足以引起机体内稳态变化的较强烈的刺激。常见的应激源有以下几种。

1.生物性质的应激源 病毒、细菌、寄生虫的侵袭，以及外伤、疼痛、过度疲劳、各种功能紊乱、营养代谢障碍、疾病、衰弱、残疾、先天性缺陷等。

2.理化性质的应激源 放射线的威胁、温湿度的急剧变化、照明过强或过弱、火山爆发、噪音、吸烟、吸毒、酗酒、饮浓茶等。

3.心理性质的应激源 个体的认知水平、价值观念、宗教信仰、伦理道德、意志薄弱、心理冲突等。

4.社会性质的应激源 生活事件、就业困难、种族歧视、难民迁移、子女淘气、升学失败、就业困难、婆媳不和、分配不公、经济破产、政治冲击、法律纠纷等。

当上述应激事件作用于个体之后，个体可能会出现一种非特异性的"全身适应性综合征（general adaptation syndrome，GAS）"。此综合征的生理反应分为以下三个阶段。

（1）警觉期 由应激源的刺激引起，伴随一些生理及心理的反应，如心率加快、血糖含量升高、呼吸加快、皮肤温度下降等，心理上的变化如恐惧、紧张、悲伤、缺乏自信、思维狭隘等。此时机体尚未产生适应性，若应激源在短时间内消失或自我进行调节控制，则机体可恢复到正常状态。若应激源持续存在或自我无法调节，则警戒状态的反应会使机体身心变化升级，进入下一阶段。

（2）抵抗期 机体进行全身防御，通过提高体内结构和功能水平应对当前应激状态。

（3）衰竭期 在上一阶段中机体能量被大量消耗，反应变慢，表现为焦虑、头痛、全身紧张等，机体可能出现各种疾病，甚至死亡。

三、流行病学特点

有关应激障碍的流行病学研究很少，仅有的个别研究指出：严重交通事故后的发生率为 13%～14%；暴力伤害后的发生率大约为 19%；集体性大屠杀后的幸存者中发生率为

33%；严重的灾害事件（地震、海啸、空难、大型火灾等）的幸存者中发生率可高达 50%以上。创伤后应激障碍（PTSD）社区调查居民终生患病率为 1% ～ 14%，而高危人群中（战后复员军人、天灾人祸中的幸存人群）患病率则高达 3% ～ 58%，一般认为女性较男性易患。

四、病因与发病机制

强烈或持久的精神刺激因素是导致本病发生的直接原因。影响应激相关障碍的发生发展、病程和临床表现的因素大致可分为以下几种。

1. 应激性事件 可以是火灾、地震、交通事故、财产损失、被强暴、被劫持、亲人离别、亲人死亡等剧烈刺激，也可以是持久而沉重的情感创伤，如家庭不和睦、邻里纠纷、工作严重挫折、长期处于外界隔离等。

2. 个性特征 个体的人格特点、教育程度、智力水平、生活态度和信念及社会文化背景等，对应激相关障碍的发生发展有着重要影响，如敏感、自我中心、固执等个人易感素质者易发生此病。

3. 健康状况 精神因素是否致病，除精神刺激本身的特征和程度外，还与个人当时的健康状态及造成内心冲突的严重程度有关。如慢性躯体疾病、月经期、产褥期、过度疲劳者，在遭受强烈刺激时，较易发生本病。

4. 遗传因素 早期研究发现，有家族精神病遗传史者，受强烈刺激时，较易发生本病。近来的研究表明，创伤后应激障碍的发病有家族聚集趋势，PTSD 后代发病危险较一般人增加 50%。文献报道，单卵双生者应激障碍的同病率为 29.5%，明显高于双卵双生者的发病率，高出 2.2%，提示遗传因素在本病的发生中起一定的作用。

第二节 应激相关障碍的临床表现

大多数人在遭遇强烈的生活事件或精神刺激时都会引起应激反应，但应激反应并不等于应激障碍，只有当应激反应超出一定强度或持续时间超过一定限度，导致个体出现应激系统失调，并对个体各种社会功能产生影响时，才构成应激相关障碍（stress-related disorders）。应激相关障碍是一组主要由强烈的心理、社会（环境）因素导致的功能性精神障碍，也称心因性精神障碍（psychogenic mental disorder），主要包括急性应激障碍、创伤后应激障碍、适应性障碍等。

应激相关障碍的共同特点：无论个体有什么样的易感素质，疾病的发生一定与精神应激有关；临床症状与精神刺激因素有密切关系；当致病因素消除或引起发病的处境发生改变，精神状态即可恢复；病程大多较短，其病程和预后取决于精神因素能否及时消除。

一、急性应激障碍

（一）概述

急性应激障碍（acute stress disorder，ASD）又称为急性心因性反应，是指由于个体在遭遇强烈的精神刺激后引起的一过性精神障碍。发作急骤，数分钟或数小时内突然起病，历时较短，一般在几天到一周内可恢复，预后良好。

急性应激障碍的应激源对个体来讲往往是难以承受的创伤性体验或对生命安全具有严重威胁性的事件，包括严重的生活事件（如亲人死亡、严重交通事故、被奸污）、重大的自然灾害（特大山洪暴发、地震、火灾）、战争场面等。但并非大多数遭受异乎寻常应激的人都会出现精神障碍，而只是其中少数人会发病。这表明急性应激障碍和应激源性质、严重程度、个体的人格特点、个体认知态度、应对方式等都有密切关系，应综合性分析和考虑。

（二）临床表现

1.典型表现是最初出现"茫然"或"麻木"状态，表现出某种程度的意识障碍与精神运动障碍。意识障碍包括意识范围局限、注意狭窄、内容凌乱的自言自语、定向力障碍、感知不真切等。精神运动抑制包括目光呆滞、表情茫然、情感迟钝、行为退缩、少语少动，甚至缄默不语的木僵状态，这是常见的临床相；精神运动兴奋表现为情感爆发、兴奋、喊叫逃跑或无目的的漫游活动，内容多涉及个人经历。

2.上述症状在几分钟内出现，并在2～3天内消失，一般不超过1周。

3.急性应激障碍还有一种临床亚型"急性应激性精神病"，是由强烈并持续一定时间的心理创伤事件直接引起的精神病性障碍。主要表现为妄想、躁狂或抑郁。一般在1个月内恢复，预后良好。

（三）诊断及鉴别诊断

1.诊断要点

（1）症状标准　以异乎寻常和严重的精神刺激为原因，并至少有下列1项：①有强烈恐惧体验的精神运动性兴奋，行为有一定盲目性。②有情感迟钝的精神运动性抑制（如反应性木僵），可有轻度意识模糊。

（2）严重标准　社会功能严重受损。

（3）病程标准　在受刺激后若干分钟至若干小时发病，病程短暂，一般持续数小时至1周，通常在1个月内缓解。

2.鉴别诊断　注意与癔症、器质性精神障碍、非成瘾物质所致精神障碍及抑郁症相鉴别。

（四）治疗

1.心理治疗　对急性应激障碍患者的恢复起重要作用。首先让患者尽快摆脱创伤环境，避免进一步刺激；患者能与医院对接的情况下建立良好的医患关系；帮助患者建立自我有效的应激应对方式。

2.药物治疗 睡眠十分重要，可短期给予镇静催眠药；对表现激越者给予镇静处理，例如注射地西泮、氟哌啶醇；对抑郁或焦虑患者给予抗抑郁或抗焦虑药物。

二、创伤后应激障碍

（一）概述

创伤后应激障碍（post-traumatic stress disorder，PTSD）又称为延迟性心因性反应，指个体经历了异乎寻常的威胁性或灾难性应激事件或情景后，导致延迟出现或长期持续出现的精神障碍。特点是时过境迁之后痛苦体验依然驱之不去，持续回避与事件有关的刺激，并长期处于警觉焦虑的状态中。通常是在创伤事件后经过一段无明显症状的潜伏期才发病。潜伏期从几日、几周到数月不等，但大多在 6 个月之内（约 10% 病例延迟发病），超过半年以上出现症状者较少见。病程至少持续 1 个月，有的可长达数年，大多数患者可自愈或治愈。

（二）临床表现

创伤后应激障碍的主要症状可归为以下几类。

1.闯入性再体验 这是 PTSD 的核心症状，它以各种形式令患者反复地重新体验创伤性事件，无法控制回想遭受过的创伤体验，如同电影中的"闪回"（flashback）。患者会频频出现内容非常清晰并与创伤事件相关联的梦境（梦魇），常常从梦中惊醒，醒后会伴随着强烈的情感体验继续主动"延续"被"中断"的场景。

2.回避创伤性事件 患者会回避谈及与创伤有关的话题，或回避可能勾起恐怖回忆的事情和环境，对创伤经历中的重要情节选择性遗忘。有时可能表现出情感迟钝，对生活里某些重要的方面不提及或没有兴趣，对周围环境冷漠或毫无反应，快感缺乏，社交退缩，偶见戏剧性的急性爆发性恐惧、惊恐或攻击行为。

3.警觉性增高 自主神经功能过度兴奋，患者表现为过度警觉、易激惹、坐立不安、失眠和注意力集中困难等。焦虑和抑郁与上述症状和体征并存，自杀观念也非罕见。遇到与创伤有关情境时，出现恐惧、心慌、面色苍白、出汗、颤抖等。

4.其他 PTSD 患者内疚和自责的情绪反应也很常见，逝去亲人的居丧反应与负罪感相关，这在儿童身上同样会发生。年龄越大，重现创伤体验和易激惹症状越明显。

（三）诊断及鉴别诊断

1.诊断要点

（1）症状标准

①创伤性事件：患者一定经历过异乎寻常的对生命造成威胁的创伤性事件，而且这样

的创伤性事件足以引起任何人精神上的焦虑、紧张和痛苦。

②反复重现创伤性体验（病理性重现），并至少有下列1项：患者不由自主地回想受打击的经历；反复出现有创伤性内容的噩梦；反复发生错觉、幻觉；反复发生触景生情的精神痛苦，如目睹死者遗物、旧地重游，或周年日等情况下会感到异常痛苦和产生明显的生理反应，如心悸、出汗、面色苍白等。

③持续的警觉性增高，至少有下列1项：患者入睡困难或睡眠不深；易激惹；集中注意力困难；过分地担惊受怕。

④对与刺激相似或有关情境的回避，至少有下列2项：患者极力不想有关创伤性经历的人与事；避免参加能引起痛苦回忆的活动，或避免到会引起痛苦回忆的地方；不愿与人交往，对亲人变得冷淡；兴趣爱好范围变窄，但对与创伤经历无关的某些活动仍有兴趣；选择性遗忘；对未来失去希望和信心。

（2）严重标准　社会功能受损。

（3）病程标准　精神障碍延迟发生（即在遭受创伤后数日至数月后，罕见延迟6个月以上才发生），符合症状标准至少已1个月。

2. 鉴别诊断　注意与其他应激障碍、神经症、躯体形式障碍、情感性精神障碍等相鉴别。

（四）治疗

1. 早期干预　类似于急性应激障碍。在创伤暴露时，首先减少恐惧、惊恐和无助感。鼓励患者正视痛苦经历，合理表达情绪，预防PTSD的发作。

2. 心理治疗　目前常用的心理治疗技术分为三大类：①焦虑处理技术，教患者如何使用技巧来控制焦虑水平，包括一些放松训练、正向思维训练等。②认知疗法，帮助患者通过改变自身不合理的信念来改善情绪和功能。③暴露疗法，让患者在放松状态下面对与创伤有关的特定情境，以此学会控制恐惧体验。④精神动力学治疗法。⑤眼动脱敏与再加工疗法（EMDR）。

3. 药物治疗　应基于患者的症状特点、年龄和个体耐受性选择药物。一般使用5-羟色胺再摄取抑制剂（SSRIs）、肾上腺素抑制剂、心境稳定剂、抗精神类药物。PTSD在药物治疗上起效较慢，用药4～6周症状减轻，8周以上的疗程才开始真正起效。

三、适应性障碍

（一）概述

适应障碍（adjustment disorder）是指个体在明显生活环境改变或应激事件不能适应而产生的不良情绪和行为障碍，但不出现精神病性症状。精神科住院部或门诊人群中患病率大约为5%，综合医院可高达20%，儿童青少年群体约为70%。

（二）临床表现

本病多在应激性生活事件发生后的 1 个月内出现。症状多种多样，例如焦虑、抑郁或负面情绪。常有失眠及各种躯体症状，如头痛、胸闷或腹部不适等。行为上出现逃学、出走、生活不规律等。临床表现与年龄有关，青少年以品行障碍为主，表现为攻击性行为或其他反社会行为，儿童可表现为退行现象，如尿床、吸吮手指等。症状可混合出现。

（三）诊断及鉴别诊断

1. 诊断要点

（1）症状标准 有明显的生活事件为诱因，尤其是生活环境或社会地位的改变；有理由推断患者人格特质和生活事件对精神障碍的产生有重要作用，患者适应能力差；以抑郁、焦虑、害怕等情感障碍为主，表现为适应不良的行为障碍和生理功能障碍，如退缩、不讲卫生、食欲不振等；存在于情感性精神障碍（不含妄想和幻觉）、神经症、应激障碍、躯体形式障碍、品行障碍的各种症状，但不符合上述障碍的诊断标准。

（2）严重标准 影响社会功能。

（3）病程标准 发病开始于应激事件发生后 1 个月内，病程至少 1 个月，一般最长不超过 6 个月。

2. 鉴别诊断 应与急性应激障碍、创伤后应激障碍和抑郁症相鉴别。

（四）治疗

1. 心理治疗 适应障碍的病程一般不超过 6 个月，随着时间的推移，症状可自行缓解，如仍无明显好转，需要进行心理治疗。心理治疗的重点应注意消除或减少应激源，改变患者对事件的认知，提高患者的应对能力，建立相应的支持系统。心理治疗的方式包括认知行为治疗、家庭治疗、团体心理治疗、危机干预等。治疗在评定患者症状和事件严重程度以后，应帮助患者分析适应障碍的应激源，再澄清、解释或重新定义应激源对患者的意义，最后鼓励患者表达自己的情绪和感受。

2. 药物治疗 对情绪异常较明显的患者，可根据患者的病情选用抗抑郁药或抗焦虑药等，以低剂量、短疗程为宜。恢复缓慢的患者，应予心理治疗和药物治疗同时进行。

第三节 应激相关障碍患者的护理

一、护理评估

对应激相关障碍患者的护理评估过程中需要有计划、系统地收集患者的资料，其来源涉及患者及与之关系密切的家属、朋友和同事等。评估重点从以下几个方面进行。

1. 健康史

（1）**个人生长发育情况**　患者自幼生长发育、智力发育情况。

（2）**既往史**　评估患者既往是否有过重大疾病，恢复情况如何；有无遗传因素及易感因素；患者平时的应对方式和思维模式，是否存在病前人格；药物过敏史。

（3）**生活方式**　有无特殊烟酒、药物嗜好及其用量情况。

2. 躯体状况　评估患者生命体征、营养、睡眠和饮食状态，有无器质性病变。

3. 心理状况　评估患者情绪状态、人际关系、对家属的依从性等，精神状态是否异常（如幻想、妄想等）及心理危机水平（如自杀）；了解与评估患者对应激事件的认知及应对方式，需要考虑到应激因素的叠加效果。

4. 社会功能状况　评估患者的家庭环境、社会支持系统、文化水平、日常生活能力或社会角色适应情况。

5. 应激源及应激过程　评估应激源的种类、强度、发生原因、持续时间、发生频率、与病症发生的相关性等；患者采取的应对方式、主观体验与评价等。

二、护理诊断

1. 自理能力缺陷　与注意范围缩小、环境改变不适应、轻度意识障碍、情绪低落有关。

2. 营养失调　与绝食、食欲不振、抑郁、摄入不足、消耗大于摄入有关。

3. 睡眠形态紊乱　与应激、焦虑情绪、精神运动性兴奋有关。

4. 心理方面　与焦虑、抑郁、恐惧、思维过程改变、感知能力改变有关。

5. 社会功能受损、无效性角色行为　与家庭冲突、不实际的角色期望、急性意识障碍有关。

6. 有受伤、自杀危险　与情绪状态有关，如焦虑、抑郁、兴奋等。

7. 有暴力行为的危险　与意识障碍和行为障碍有关。

8. 个人应对无效　与感情受到打击、心理水平超负荷、心理不良因素（如缺乏信心、无助感）、心因性木僵有关。

三、护理措施

1. 基础护理　满足患者的饮食、睡眠、个人卫生等需求，耐心劝导、鼓励患者。尽量改善进食情况，了解患者饮食习惯，制订适合患者的食谱；营造良好的睡眠环境，教患者促进睡眠的方法；定期协助患者洗漱更衣，注意排便情况。

2. 安全护理　脱离应激源，提供安全舒适的环境，或调整患者当时的生活环境，消除应激事件的影响，避免再次触景生情。注意有无逃脱、自杀自伤行为。一旦发现，立即采取措施，确保人员安全。

3. 心理护理 建立良好的护患关系，态度诚恳，尊重关心患者，耐心倾听，表达同感心；鼓励患者表达自己的情绪感受，帮助患者接纳和管理自己的情绪，同患者一起分析症状及其原因，纠正自身负性认知，找到良好的应对策略。

4. 康复治疗和护理 康复期间帮助患者克服个性缺陷，帮助掌握疾病康复途径，从而提高自我康复能力。

5. 健康教育 缓解压力，减少压力反应；了解压力下的自我，调节心理状态，增加信心并采取行动，可以采取冥想、静坐、瑜伽等方式来缓解；保持良好的生活习惯，适当进行体育锻炼；与家属沟通合作，帮助患者正确认识病因和恢复社会功能。

6. 护理评价

（1）生理方面 患者的生理需要是否得到满足；患者睡眠是否充足且规律。

（2）心理方面 患者情绪是否得到改善；是否学会调整和管理情绪；是否能对应激事件有恰当的认识。

（3）社会功能方面 患者在医院是否发生自伤或他伤的伤害事故；是否配合治疗；生活技能及社会交往功能是否恢复。

复习思考

1. 什么是应激？
2. 简述创伤后应激障碍的临床表现。
3. 什么是适应障碍？
4. 如何做好应激相关障碍患者的心理护理工作？

扫一扫，知答案

扫一扫，看课件

第十三章

心理因素相关生理障碍的护理

【学习目标】

1. 掌握心理因素相关生理障碍的概念、治疗及护理。

2. 熟悉心理因素相关生理障碍的临床特点。

3. 了解心理因素相关生理障碍的病因。

案例导入

　　某女，17岁，一年来进食极少，逐渐消瘦而来诊。患者身高1.69m，认真好学，积极上进，关心父母。去年起父亲常不回家，母亲为此情绪不好。加上为迎接高考学习紧张，压力很大。患者常不吃早餐就去上学，午餐、晚餐进食很少。考试后因未考上理想的大学，心中不快。入学体检时发现自己体重比另一同学多4斤，认为自己太胖。随后不敢吃东西，很少吃饭，不吃肉、蛋，仅吃蔬菜、西瓜，多吃一点儿就呕吐。一年中体重从53kg降到41kg但仍觉得自己太胖，仍在继续节食。自觉精力还好，皮肤干燥，脱发，已停经6个月。家人曾带其到综合医院检查，生理指标正常。

　　请问：1. 患者最可能的诊断是什么？

　　　　　2. 存在何种护理问题？

　　　　　3. 如何对患者展开合理的护理？

　　心理因素相关生理障碍是一组发病与心理社会因素有关，以进食、睡眠及性行为等基本生理功能异常为主的精神疾病。常见的生理功能障碍包括进食障碍、睡眠障碍及性功能障碍三种。

第一节 进食障碍及护理

一、概述

进食障碍（eating disorder）是指在心理因素、社会因素和特定的文化压力等作用下导致的进食行为异常、包括神经性厌食、神经性贪食和神经性呕吐等。

进食障碍的病因及发病机制尚未完全阐明，可能与个体因素、家庭心理因素、社会文化因素均有关系。研究表明，同族人同病率高于普通人，提示遗传因素在发病中起一定的作用。另外，神经性厌食的急性期，5-羟色胺、去甲肾上腺素、某些神经肽等大脑神经递质出现代谢紊乱。神经性厌食与家庭环境中的不良因素密切相关：如个人童年早期不幸经历、家庭教育方式不当（如家庭过度保护和干涉）、家庭不和或解体、父母嗜酒等，也有患者出现青少年性心理发育和生理发育不同步，对自己身材难以接受，产生相应的饮食行为；现代社会审美趋向和社会竞争加剧，使女性为适应社会需求，对自身形体要求提高，导致患者易出现体像障碍。

（一）神经性厌食

神经性厌食（anorexia nervosa）是以患者自己有意地严格限制进食，体重下降至明显低于正常标准或严重的营养不良，代谢和内分泌障碍如月经紊乱及躯体功能紊乱，此时仍恐惧发胖或拒绝正常进食为主要特征的一种进食障碍。严重的甚至可出现恶病质状态、机体衰竭而危及生命。

1.临床表现 患者过分地关注自己的体型和体重，对肥胖存在强烈的恐惧心理，多伴有体像障碍。

（1）故意限制饮食 以减少摄入量和（或）增加机体消耗为目标的行为是神经性厌食的特有临床表现。患者严格限制每餐所吃食物的数量和种类，尤其是高能量食物，把含脂肪多的食物视为大敌。

（2）恐惧肥胖，过度关注体形 多数患者为自己制定了明显低于正常的体重标准，有些患者虽无标准，但要求体重不断下降；有些患者即使已经骨瘦如柴，仍认为自己太胖，或认为身体的某一部位过于肥胖，如臀部太大、腿太粗等，即使他人解释劝说也无效，这种现象称为体像障碍；有些患者虽否认有怕胖的心理，但即使自己体重已很低，仍不肯进食和改善健康状况。

（3）躯体表现 由于营养不良而引起消瘦、肌肉萎缩、乳房萎缩、皮肤干燥、面色灰黄、毛发干枯脱落、脸部和身体的绒毛脱落、低血压、心动过缓、体温过低、反射迟钝、骨质疏松等。

（4）精神症状　抑郁情绪在临床中很常见，可有30%～40%的患者符合抑郁发作的标准。特点是情绪低落的同时伴有情绪不稳、易冲动、易暴发、发泄性及自杀行为。睡眠障碍也较常见。

（5）实验室检查　患者BMI<17.5，脂肪含量低，可见白细胞和血小板减少，因为脱水可出现血红蛋白、尿素氮和肌酐升高。

2. 诊断

（1）明显体重减轻：减轻15%以上，或在青春期前不能达到身体增长标准，并有发育延迟或停止。

（2）自己故意造成体重减轻：回避导致发胖的食物、自我诱发呕吐、自我引发排便、过度运动、服用厌食药或利尿药等。

（3）下丘脑-垂体-性腺轴的内分泌紊乱：女性表现为闭经，男性表现为性欲丧失或性功能低下，可有生长激素升高、皮质醇浓度上升、外周甲状腺素代谢异常及胰岛素分泌异常。

（4）常有病理性怕胖：即持续存在的异乎寻常的害怕发胖的超价观念。

（5）可有间歇发作的暴饮暴食。

（6）症状至少持续3个月。

3. 治疗　神经性厌食治疗比较困难，患者往往不认为自己有病，不配合治疗。治疗原则：①取得患者的合作，使其积极参与治疗。②恢复体重至正常水平。③治疗躯体并发症。④矫正与进食有关的错误观念和态度。⑤治疗精神疾病状态，包括并发的情绪、行为问题。⑥提供营养及饮食模式的健康教育，重建健康的饮食模式。⑦预防复发。

（二）神经性贪食

神经性贪食（bulimia nervosa）是指反复发作性的、不可抗拒的摄食欲望及多食或暴食行为，食后以自我诱吐、导泻、利尿、禁食或过度运动等方法来避免体重增加的一种进食障碍。可与神经性厌食交替出现。

1. 临床表现

（1）不可控制的暴食　主要特征是不可控制的发作性暴食。不愉快情绪常诱发患者出现暴食，暴食发作时，患者有不可自控的进食欲望，在短时间摄入大量食物，进食速度快，食量明显大于一般人的平均水平。此类患者进食时常常避开旁人，在公共场所会尽量克制进食。

（2）避免体重增加　患者往往非常关注自己的体形和体重，暴食后担心体重增加，所以会出现代偿性清除行为，如自己诱吐、导泻或过度运动等。患者手背常有特征性损伤，多由于手指刺激咽壁而造成。大多数患者因为清除和暴食反复循环，故体重一般波动在正常范围内。

（3）生理功能受损　暴食行为与代偿性行为长期持续时，易出现躯体并发症，代谢紊乱，脱水，疲乏无力，心律不齐，月经紊乱，皮肤干燥发黄，牙齿和齿龈损坏等。胃、食管黏膜损伤、胃扩张和胃破裂等也可发生。

（4）心理障碍　患者常伴有情绪波动大，易激惹、易怒。贪食症患者的心理障碍较厌食症患者更为突出，部分患者可有骗钱和偷窃等行为。

2.诊断　患者存在持续的、难以控制的进食和渴求食物的优势观念，并且屈从于短时间内摄入大量食物的贪食发作；至少采用下列一种方法抵消食物的发胖作用：自我诱发呕吐、滥用泻药、间歇进食、使用厌食药或利尿药；可有病理性怕胖的心理；可有神经性厌食既往史，二者间隔数月至数年不等；发作性暴食至少每周2次，持续3个月。

3.治疗　治疗的基本原则是纠正营养状况，控制暴食行为，打破恶性循环，建立正常进食行为。心理治疗可采用认知疗法、行为疗法及生物反馈疗法等。认知疗法主要是改变患者过分关注自己的体形及过分怕胖的极端化想法，对进食规则和体像障碍有正确认识。行为疗法常采用系统脱敏、暴露、阳性强化、厌恶疗法等，使其每餐食量按预定计划得以控制。治疗应持之以恒，并包括对患者家人主要是父母的指导，进行家庭治疗。药物治疗可采用各类抗抑郁药物。

（三）神经性呕吐

神经性呕吐（psychogenic vomiting）又称心因性呕吐，是指一组以自发或故意诱发反复呕吐为特征的精神障碍。呕吐物为刚吃进的食物，不伴有其他的明显症状。呕吐常与心理社会因素有关，无器质性病变基础。

1.临床表现　呕吐往往在进食后突然发作，发作前一般无恶心感觉，呕吐不费力，可以呈喷射状，量不多，特点是不影响食欲和食量，呕吐后常可继续进食，甚至边吐边吃。

2.诊断　反复出现自发的或故意诱发的进食后呕吐；体重减轻不明显（体重保持在正常平均体重值的80%以上）；排除躯体疾病、癔症或神经症而致的呕吐；并且呕吐几乎每天发生，至少已持续1个月。出现以上症状可诊断为神经性呕吐。

3.治疗　本病的治疗原则是逐渐控制进食，恢复正常的生活。方法包括心理治疗和药物治疗。药物治疗主要是对症治疗，小剂量抗焦虑药、抗抑郁药和止吐药。同时注意营养支持和纠正电解质紊乱。心理治疗是治疗神经性呕吐最重要的方法。

（四）进食障碍的预防

进食障碍的病因主要来自于心理因素，人体的自主神经系统、内分泌系统和免疫系统的活动作为中介机制，导致人体的生理改变。从小树立正确的人生观，加强正确审美观的引导，养成良好的进食习惯，培养健康的人格至关重要。

（五）进食障碍的预后

本病预后不理想，只有 40%～60% 的患者全部治愈或接近痊愈。5%～10% 的患者死于营养代谢障碍、感染和衰竭，个别死于意外和自杀。最低体重出现的次数较多和持续时间较长，与不良预后有关。

二、进食障碍患者的护理

（一）护理评估

对进食障碍患者需要进行综合全面的评估，包括生理、心理、社会、文化等各方面。评估要点主要包括以下几方面。

1. 健康史 既往健康状况评估：病程、有无药物过敏史、是否闭经及闭经的时间等；实验室及其他辅助检查：血、尿、大便常规，T3、T4，心电图、脑电图检查等。

2. 生理心理状况 患者对自己身体形象的看法：是否存在有意限食、暴饮暴食、引吐行为。患者全身营养状况：身高、体重，皮肤的颜色、弹性等，主动进食能力，每日活动量、进食量，以往进食量。

3. 社会状况 发病有无明显的诱发因素；家庭环境、家庭经济收入、职业、受教育程度、工作学习环境如何；患者能否坚持正常的工作和学习，与同事及家人能否正常相处。

（二）护理诊断

1. 营养失调：低于机体需要量 与限制或拒绝进食，或存在清除行为有关。

2. 营养失调：高于机体需要量 与暴食有关。

3. 体液不足 与摄入不足或过度运动、自引吐泻行为导致消耗过大有关。

4. 应对无效 与感觉超负荷、支持系统不得力、对成长过程的变化缺乏心理准备有关。

5. 身体意向紊乱 与社会文化因素、心理因素导致对身体形象看法有关。

6. 活动无耐力 与饮食不当引起的能量供给不足有关。

7. 有感染的危险 与营养不良导致机体抵抗力下降有关。

8. 家庭应对无效：妥协或无能 与家庭关系矛盾有关。

（三）护理措施

1. 安全护理 严密监测患者体重；密切观察和记录患者的生命体征、出入量等；注意观察患者皮肤黏膜的色泽、弹性和完整性。对营养不足、脱水等具体情况进行针对性的综合性处理。严密观察患者进食时和进食后的行为。

2. 生活护理 重建正常进食行为模式，帮助患者正确理解体型与食物的关系；制订教育计划，帮助患者认识营养等相关问题。

3. 心理护理 应与患者建立相互信任的关系，向其表示关心和支持，使患者感受到被接纳，鼓励其表达对自己体像的看法，可将患者实际的身体尺寸与其主观感受做对比，帮助患者认识其主观判断的错误；引导患者学会接受现实中的自己。

4. 对患者及家属进行宣教 使患者对进食有正确认识，并养成良好的进食习惯。帮助进食障碍患者的家庭找到对患者疾病造成不良影响的因素，鼓励家属参与家庭治疗和集体治疗。

（四）护理评价

1. 患者体重恢复至正常范围，营养失调状况改善。

2. 患者体内的水及电解质平衡恢复正常。

3. 患者无感染发生。

4. 患者能正确认识规律进食的重要性，能有良好的饮食习惯。

5. 患者能正常生活、工作和学习。

第二节 非器质性睡眠障碍及护理

一、概述

世界卫生组织对睡眠障碍的标准定义为：有入睡困难、保持睡眠障碍或睡眠后没有恢复感；至少每周 3 次并持续至少 1 个月；睡眠障碍导致明显的不适或影响日常生活；没有神经系统疾病、没有使用精神药物或其他药物等因素导致失眠。睡眠障碍通常可分为四大类：睡眠的发动与维持困难（失眠）、白天过度睡眠（嗜睡）、24 小时睡眠 – 觉醒周期紊乱（睡眠 – 觉醒节律障碍）、睡眠中的异常活动和行为（睡行症、夜惊、梦魇）。

（一）失眠症

失眠症（insomnia）是指睡眠的始发和维持发生障碍，致使睡眠的质和量不能满足个体正常需要的一种状况。失眠的表现有多种形式，包括难以入睡、睡眠不深、易醒、多梦早醒、醒后不易再睡、醒后不适感、疲乏，或白天困倦。失眠可引起患者焦虑、抑郁或恐怖心理，并导致精神活动效率下降，妨碍社会功能。患病率为 10% ～ 20%。

1. 临床表现 患者主要表现为入睡困难、睡眠不深、自觉多梦、睡后易醒、醒后不易再睡、醒后感到疲乏或缺乏清醒感等。最常见的症状是难以入睡，其次是早醒和维持睡眠困难，如经常醒转、多梦、醒后不能再睡等。

2. 诊断 主要症状是失眠，并往往伴有极度关注失眠结果的优势观念。对睡眠数量、睡眠质量的不满引起明显的苦恼或社会功能受损。至少每周发生3次，持续1个月。

3. 治疗

（1）心理治疗　包括一般心理治疗和行为治疗：一般心理治疗是通过解释、指导，使患者了解有关睡眠的基本知识，减少不必要的预期性焦虑反应；行为治疗是进行放松训练，教会患者入睡前进行，加快入睡速度，减轻焦虑。

（2）药物治疗　苯二氮䓬类；抗抑郁剂。如米安色林、阿米替林、多塞平、马普替林等。

（3）其他　生物反馈：可加强自我放松训练，对于减轻焦虑情绪有效。体育锻炼：适当体育锻炼，增强体质，加重躯体疲劳感，对睡眠有利，但运动量不宜过大，过度疲劳反而影响睡眠。调整生活习惯：如取消或减少午睡，养成按时睡眠的习惯。

（二）嗜睡症

嗜睡症（hypersomnia）指白天睡眠过多。病因不明，常与心理因素有关。

1. 临床表现　白天或夜间过度睡眠，无法用睡眠不足来解释；或者表现为睡眠酩酊状态，即觉醒后仍出现短暂意识模糊现象。此种睡眠紊乱每日均会出现，持续时间1个月以上。

2. 诊断　白天或夜间过度睡眠，无法用睡眠不足来解释；或者表现为睡眠酩酊状态。每日均会出现，持续1个月以上。

3. 治疗　首先必须尽可能地了解病因，以便解除和根治病因。其次是药物治疗，用药原则是必须个体化、定时定量服药。第三是行为治疗，应严格遵守作息时间。

（三）睡眠－觉醒节律障碍

睡眠－觉醒节律障碍（sleep-wake rhythm disorders）是指睡眠－觉醒规律与常规不符而引起的睡眠紊乱。常见于生活节律失常，生活事件造成的压力如人际关系、学习负担、工作求职、环境变化等。本病多见于成年人，儿童期或青少年期发病者少见。

1. 临床表现　睡眠－觉醒节律紊乱。有的睡眠时相延迟；有的入睡时间变化不定，总睡眠时间也随入睡时间的变化而长短不一；有时可连续2～3天不睡，有时整个睡眠时间提前，过于早睡和过于早醒。

2. 诊断　患者的睡眠－觉醒节律与正常节律不一致；患者在主要的睡眠时段内失眠，在应该清醒时段出现嗜睡。至少持续1个月，患者社会功能受损。

3. 治疗　可逐步调整或一次性调整达到正常作息时间，并需不断巩固、坚持下去。为防止反复，常需结合药物巩固效果。

（四）睡行症

睡行症（sleep walking disorder）过去习惯称为梦游症，指一种在睡眠过程尚未清醒时起床在室内或户外行走，或做一些简单活动的睡眠和清醒的混合状态。发作时难以唤醒，刚醒时有意识障碍、定向力障碍，警觉性下降，反应迟钝。

1. 临床表现　患者在入睡不久突然从床上起来四处走动，常双目向前凝视，一般不说话。同时还可有一些复杂的行为，但难于被唤醒，常持续数分钟到数十分钟，之后自行上床，或被人领回床上，再度入睡。待次日醒来，对睡行经过完全遗忘。

2. 诊断　反复发作的睡眠中起床行走。发作时睡行者表情茫然、目光呆滞，对别人的招呼或干涉行为相对缺乏反应，要使患者清醒相当困难；发作后自动回到床上继续睡觉或躺在地上继续睡觉；尽管在发作后的清醒初期，可有短暂意识和定向力障碍，但几分钟后即可恢复常态，不论是即刻苏醒或次晨醒来均完全遗忘。不明显影响日常生活和社会功能。

3. 治疗　要清除危险品，保证安全。一般情况下，儿童患者随着年龄的增长可不治自愈。成年、症状较严重的患者可考虑干预措施。

（五）夜惊

夜惊（sleep terrors）是一种常见于儿童的睡眠障碍，主要为反复出现从睡眠中突然醒来并惊叫。通常发生在睡眠前 1/3 阶段，在入睡后 15～30 分钟；发生于 NREM（慢速眼球运动障碍）睡眠时段。约 50% 的患儿有家族史，说明本病与遗传有关。

1. 临床表现　患者在睡眠中突然惊叫、哭喊伴有惊恐表情和动作，两眼直视，手足乱动，心加增快、呼吸急促、出汗、瞳孔扩大等。每次发作持续 1～10 分钟，难以唤醒。醒后有意识和定向力障碍，不能回忆梦境内容。

2. 诊断　睡眠中突然惊叫、哭喊，伴有惊恐表情和动作，以及心率加快、呼吸急促、出汗、瞳孔扩大等自主神经兴奋症状。通常在夜间睡眠后较短时间内发作，每次发作持续 1～10 分钟。发作后对发作时的体验完全遗忘。诊断本病应排除热性惊厥和癫痫发作。

3. 治疗　注意儿童的生活安排要有规律，避免白天过度劳累、过于兴奋。睡前让儿童充分放松，在轻松愉快的心情下安然入睡。必要时也可少用些安定类药物。

（六）梦魇

梦魇（nightmare disorder）指在睡眠中被噩梦突然惊醒，引起恐惧不安、心有余悸的睡眠行为障碍。

1. 临床表现　患者在睡眠中被噩梦突然惊醒，恐惧不安，心有余悸。发病率儿童为 20%，约半数发生于 10 岁之前。

2. 诊断　从夜间睡眠或午睡中惊醒，能清晰和详细地回忆起强烈恐惧的梦境，这些梦境通常危及生存、安全或自尊。一般发生在睡眠的后半夜；从噩梦中醒后能迅速恢复定向力及警觉达到完全清醒的程度；患者对梦境体验及惊醒所致的睡眠障碍感到非常痛苦。

3. 治疗 偶尔发生梦魇属于正常现象，不需特殊处理。对发作频率较高给生活造成严重影响者要予以干预。找出病因对因处理，如睡前不看恐怖性书籍和电影，以消除恐惧心理。

二、非器质性睡眠障碍患者的护理

（一）护理评估

1. 健康史 既往健康状况评估，病程、亲属中有无睡眠障碍的患者、应用何种药物治疗、效果如何、有无不良反应，实验室及其他辅助检查情况。

2. 生理心理状况 患者的生命体征、饮食与营养状况，有无躯体疾病、精神疾病及伴发症状；有无吸烟、饮酒、饮浓茶或咖啡等嗜好；有无抑郁、焦虑、恐惧、入睡困难；是否夜间出现惊险噩梦而迅速醒转；有无遭遇重大生活事件等。

3. 社会状况 患者有无家庭环境变化及社会功能受损等。

（二）护理诊断

1. 睡眠形态紊乱 与社会心理因素刺激、焦虑、睡眠环境改变、药物影响等有关。

2. 疲乏 与失眠、异常睡眠引起的不适状态有关。

3. 焦虑 与睡眠形态紊乱有关。

4. 恐惧 与异常睡眠引起的幻觉、梦魇有关。

5. 个人应对无效 与长期处于失眠或异常睡眠有关。

（三）护理措施

1. 安全护理 改善睡眠环境：光线、温度适宜，无噪音，情绪稳定。排除患者躯体不适因素。

2. 生活护理 帮助患者建立规律性睡眠－觉醒模式。安排睡前热水泡脚、限制睡前饮水。

3. 用药护理 指导患者按医嘱用药，并向患者讲解滥用药物的危害，避免患者自行给药而导致药物耐受或药物依赖。

4. 心理护理 消除各种诱发因素，包括各种心理刺激及对失眠的恐惧心理等。

5. 其他 及时发现患者睡眠障碍的相关原因，有针对性地进行干预，改善睡眠障碍，提高睡眠质量，预防各种并发症的发生，加快基础疾病康复，进一步提高患者的生活质量。

（四）护理评价

1. 使患者重建规律、有质量的睡眠模式，减少发作次数，每日能保证一定的睡眠时间。

2. 患者精力、体力充沛，无疲乏感。

3. 消除心理恐惧、焦虑情绪。

4. 保证患者安全。

5. 提供一个安静、温馨的休息环境。

复习思考

1. 简述神经性厌食症与神经性贪食症临床表现的异同点，并提出护理措施。

2. 简述对失眠症患者家属的健康教育。

扫一扫，知答案

扫一扫，看课件

第十四章

人格障碍、性心理障碍的护理

【学习目标】

1. 掌握人格障碍和性心理障碍的诊断、护理。

2. 熟悉各类型人格障碍、性心理障碍的临床表现。

3. 了解人格障碍和性心理障碍的概念和病因。

案例导入

李某，女，25岁，未婚，本科生，有抑郁、焦虑、暴食症史，曾吞药自杀、割腕过好几次。自幼是个特别敏感、内向害羞的人，在陌生环境会主动和陌生人搭话，但很难维持关系，有时刻意疏远，人际关系通常由迅速靠近过渡到迅速远离。

患者高中喜好独来独往，内心时常抑郁或愤怒。在家与家人三天一小吵五天一大吵，离家出走过两次。其中一次选在凌晨离家，特地挑一条很黑没人的小路走，那段时间外界有很多凶杀奸杀报道，但患者完全不把自己的命当回事。

对自己在意的人很关注，没事就去查看其空间，搜索其过去，一定要了如指掌，知道了以后又不开心，借机会大吵大闹。有时发脾气后又会瞬间后悔，想求得对方原谅。一方面，过分依赖几个人，不许他们远离自己；另一方面，对其他人又保持着疏离感。别人或恋人对其好一点儿就会掏心掏肺地把心里最深层的东西展现出来；但当发现交往的过程中哪怕有一点点心不在焉，会立刻二话不说远离，或者哭着指责。

请问：1. 该患者最可能是什么障碍？依据是什么？

2. 如何对该患者进行护理？

第一节 人格障碍及护理

一、概述

（一）人格障碍的概念

人格（personality）或称个性（character），是一个人固定的行为模式及在日常活动中待人处事的习惯方式，是全部心理特征的综合。人格的形成与先天的生理特征及后天的生活环境均有较密切的关系。童年生活对于人格的形成有重要作用，且人格一旦形成具有相对的稳定性，但重大的生活事件及个人的成长经历仍会使人格发生一定程度的变化。

人格障碍（personality disorder）是指患者的内心体验和行为显著偏离正常，形成了特有的持久的行为模式，对环境适应不良，常影响其社会功能，甚至与社会发生冲突，给自己和社会造成恶果。人格障碍通常始于童年、青少年，并一直持续到成年乃至终生，若发生在 18 岁以后诊断为成年人格障碍。

关于人格障碍的概念，现在普遍认同的是"行为的根深蒂固的适应不良类型"。有些人把人格障碍看作精神病，这种观点是错误的。严格意义的人格障碍，是介于正常人与精神病之间的行为特征。但是某些精神病如精神分裂症、躁狂症、抑郁症的早期轻症表现有人格障碍。如精神分裂症患者很多在病前就有分裂性人格的表现，偏执性人格容易发展成为偏执性精神障碍。因此人格障碍也是精神病学研究的课题。近来，国际多用多轴诊断，每一位精神科患者除临床综合征的诊断外，须确定有无人格障碍。

（二）病因与发病机制

1. 生物因素 脑病理分析：对人格障碍者脑电图检查发现，40% ～ 50% 患者脑电图呈现类似儿童脑电图波形的散在慢波活动形式，中年以后情况有所改善，提示人格障碍与大脑发育成熟度有关。

有研究发现，人格障碍患者亲属中同病率较高，双亲中脑电图异常率较高，说明人格障碍与血缘有关。

2. 心理因素 童年经历对人格形成具有重要作用。重大精神刺激或生活挫折对人格发育有影响。

（1）缺乏应有的爱 如父母离异、被遗弃、虐待、侮辱、打骂。从小缺乏父爱的孩子成年后表现为性格上的胆小、退缩；母爱剥夺可能是反社会性人格的重要成因。有资料表明，在孤儿院成长的儿童成年后性格内向者较多。爱和安全感等需要得不到满足，久之在情感上冷漠，逐渐导致性格偏离正常，形成人格障碍。

（2）教养方式不当 如果父母溺爱孩子，会使孩子以自我为中心，长大后无视制度法规；或者形成脆弱依赖的性格，长大后自我矛盾、理想化。如果父母有酗酒、吸毒、偷窃及其他犯罪情况，都会对儿童起到不良的"示范"作用。如果长期受到教师压制、排斥，家庭和教师对儿童期望过高，训斥孩子，都可形成人格扭曲。

3.社会因素 由于孩子在家庭和社会上受到不良环境的影响，得不到正常的教养，久之便形成与正常社会不相融的人格。如结交具有品行障碍的"朋友"，受大量淫秽、凶杀等内容影响，通过观察、模仿或受教唆等习得不良行为。

（三）人格障碍的共同特征

1.人格障碍始于童年、青少年或成年早期，并一直持续到成年乃至终生。没有明确的起病时间，不具备疾病发生发展的一般过程。

2.可能存在脑功能损害，但一般没有明显的神经系统病理变化。

3.人格显著、持久地偏离所在社会文化环境应有的范围，从而形成与众不同的行为模式。个性上有情绪不稳、自制力差、与人合作能力差等特征。

4.人格障碍主要表现为情感和行为的异常，但其意识状态、智力均无明显缺陷。一般没有幻觉和妄想，可与精神病性障碍相鉴别。

5.人格障碍者对自身人格缺陷常无自知之明，难以从失败中吸取教训，屡犯同样的错误，因而在人际交往、职业和感情生活中常常受挫，以致害人害己。

6.人格障碍者一般能应付日常工作和生活，能理解自己行为的后果，也能在一定程度上理解社会对其行为的评价，主观上往往感到痛苦。

7.各种治疗手段效果欠佳，医疗措施难以奏效。

（四）常见临床表现

1.偏执型人格障碍 偏执型人格障碍（paranoid personality disorder）以极度的敏感和多疑为特点。

（1）敏感多疑 患者总怀疑别人存心不良、敌意、歧视或企图伤害自己，因而过分警觉，处处防御，观察寻找根据，甚至采取一些不必要的防御措施，特别是对亲人和朋友，总认为别人在伤害、欺骗自己。极易猜疑，毫无根据地怀疑配偶或性伴侣的忠诚。

（2）人际关系紧张 患者对周围的人和发生的事情极度敏感，经常将别人说的话认为是对自己的进攻，从而具有高度的警惕性和极强的自我防卫心理。外表显得严肃认真、孤单阴沉、死板，缺乏幽默感；内心常常满怀委屈和怨恨，有着强烈的敌意和报复心，心胸狭隘，固执好辩，过于自尊及自信。在行动上鬼鬼祟祟，遮遮掩掩，拐弯抹角，一生处于紧张不安状态。人们通常不愿意与偏执型人格障碍者接触，认为其浑身是刺，横竖挑剔，很难与其保持关系。偏执型人格障碍者很难彻底纠正，有的终生如此，有的可能会发展成为偏执型精神分裂症或偏执狂。

2.反社会型人格障碍 反社会型人格障碍（antisocial personality disorder）以行为不符

合社会规范、经常违法乱纪、对人冷酷无情为特点。

（1）易冲动 患者办事常没有目标，经常对别人有暴力行为，对别人的阻挠和干预回报以疯狂的挑衅和报复。经常会造成扰乱社会秩序的事件，轻则扰乱一个家庭，重则出现枪击案或凶杀案，甚至有可能会企图破坏或颠覆一个政权。

（2）缺乏内疚感 患者以自我为中心，缺乏道德准则，做了坏事或不道德的事情从没有内疚感。尽管有时做了错事后会说声对不起，但并不是出于真心的道歉，转眼之间便继续做坏事。

（3）冷酷无情 对他人漠不关心，往往缺乏正常人的人间友爱，对亲属缺乏爱和责任心，待人冷酷无情，爱说谎话，不诚实，办事当面一套、背后一套。

反社会行为始于15岁以前，属少年品行问题，18岁后才可正式诊断。男性远多于女性。

3. **边缘型人格障碍** 边缘型人格障碍（borderline personality disorder）是精神科常见人格障碍，主要以情绪、人际关系、自我形象、行为的不稳定，并且伴随多种冲动行为为特征。患者缺乏自我目标和自我价值感，低自尊；情绪不稳定，对自我形象、目的和内心偏好（包括性偏好）常常模糊不清或扭曲；有持续的空虚感，总是用"黑或白""全或无"的方式来看待人际关系，几乎没有持久的朋友，这种强烈而不稳定的人际关系，可能会导致连续的情感危机；患者往往有强烈的焦虑情绪，特别是在遭遇应激事件时出现紧张焦虑、易激惹，常见的冲动行为有酗酒、赌博、偷盗、药物滥用、淫乱等，或突发性的毁物、斗殴等行为。

4. **分裂样人格障碍** 分裂样人格障碍（schizoid personality disorder）是以行为和观念奇特、情感冷漠、孤独偏爱、脱离社会和人际关系差为特点，男性多于女性。患者性格非常内向刻板，缺乏幽默，常常沉溺于内心的幻想之中；缺乏温情，情感淡漠，不能体会家人的天伦之乐，很少有知心朋友，对异性不感兴趣，多数分裂样人格障碍者都过着独身生活，个人爱好单调独特，喜欢独来独往；由于情感束缚，很难适应社会，从而疏离社会或过着隐居生活。

5. **冲动型人格障碍** 冲动型人格障碍（impulsive personality disorder）又名暴发型或攻击型人格障碍，以行为和情感具有明显冲动性为主要特点。患者情绪不稳定，情感爆发时对他人易发生愤怒、暴力或恐吓行为，可有自杀、自伤行为；冲动发作不能预测，也不考虑后果，人际关系不稳定，时而对人极好，时而极坏；在日常生活和工作中缺乏目的性与计划性，做事虎头蛇尾。

6. **表演型人格障碍** 表演型人格障碍（histrionic personality disorder）以人格不成熟和情绪不稳定为特点。患者行为过分做作、夸张，具有戏剧表演性质，富有生动的表情，好幻想，渴望刺激，总想引人注意；暗示性和依赖性特别强，常需要别人的支持与保证；情绪变化大，易激惹；待人表面热情、讨好于人，实际上情感肤浅，缺乏真诚，表现高度的自我中心，自我放纵；偶有挑逗、诱惑异性的倾向，而且善于操纵别人，如采取自杀威胁性姿态等，多见于女性。

7. 强迫型人格障碍　强迫型人格障碍（obsessive compulsive personality disorder）以过分谨小慎微、严格要求与完美主义及内心的不安全感为特点。患者有完美主义倾向，表现为做事过于认真，过分注意细节，希望十全十美；平时拘谨，小心翼翼，做事缺乏自信，犹豫不决，遇事反复思考，常为达不到要求而焦虑、紧张和苦恼。

8. 焦虑型人格障碍　焦虑型人格障碍（anxious personality disorder）是以经常感到紧张、提心吊胆、不 安全及自卑为特点。总是需要被人喜欢和接纳，对拒绝和批评过分敏感，因习惯性地夸大日常处境中的潜在危险而有回避某些活动的倾向。

（五）诊断

1. 症状诊断　个人的内心体验与行为特征（不限于精神障碍发作期）在整体上与其文化所期望和所接受的范围明显偏离，这种偏离是广泛、稳定和长期的，起始于儿童期或青少年期，并至少有下列 1 项：①认知（感知及解释人和事物，由此形成对自我及他人的态度和形象的方式）的异常偏离；②情感（范围、强度及迫适切的情感唤起和反应）的异常偏离；③控制冲动及对满足个人需要的异常偏离；④人际关系的异常偏离。

2. 严重标准　特殊行为模式的异常偏离，使患者感到痛苦或社会适应不良。

3. 病程标准　开始于童年、青少年期，现年 18 岁以上已持续 2 年。

4. 排除标准　人格特征的异常偏离并非躯体疾病或精神障碍的表现及后果。若躯体疾病及精神障碍所致人格特征偏离正常属于是原发疾病的症状，称为人格改变。

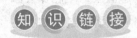

人格障碍的鉴别诊断

1. 精神分裂症与人格障碍　精神分裂症早期可表现为人格和行为的改变，如纪律松懈、情绪不稳、态度恶劣、越轨行为等，易与人格障碍混淆。但精神分裂症还同时伴有不适当的情感反应及思维活动的异常，且精神分裂症发病以前，一般没有明显的社会适应不良。

轻型或处于静止状态的偏执型精神分裂症，可误诊为偏执型人格障碍，但后者主要表现在过分敏感的基础上对日常事务和人际关系的误解，从而产生一定的牵连，不脱离现实，一般不发生幻觉、妄想，可与精神分裂症进行区别。

2. 神经症与人格障碍　人格障碍患者可表现出大量的神经症性反应，许多神经症患者也具有人格障碍，两者之间关系密切，共患的机会很高。但是，多数神经症是在人格已形成后发展起来的；而人格障碍一般从早年开始，恒定顽固，难以改变，在强烈的精神刺激下可以发生相应的神经症。神经症患者能体验到自己的痛苦，而人格障碍者对其人格偏离正常缺乏自知。神经症患者社会适应能力尚可，而人格障碍者一般社会适应不良。

总之，人格障碍是"行为的根深蒂固的适应不良类型"，在少年阶段或更早阶段即可发现，并贯穿整个生命过程。应激或疾病导致的人格改变都有相对明确的起病界限。

（六）治疗

人格障碍的治疗较困难，行为矫正可发挥一定作用。原则是以心理治疗和行为纠正为主，药物治疗为辅。

1. 心理治疗 人格障碍者一般不会主动求医，常常是与环境及社会发生冲突，感到痛苦或出现情绪、睡眠方面的症状时非常"无奈"地就医。如强迫型人格具有"完美主义"倾向，可以让其从事紧张程度不高、责任比较宽松的工作。

（1）支持性心理治疗 解惑咨询有助于患者应付导致异常行为或痛苦情感的应激情景，特别是对边缘型人格和反社会人格者。对某些人格障碍者经过数月的心理支持治疗，可取得一定的进展。支持可由医生、精神科护士和社工进行。对于不愿接受治疗的反社会行为者，监管程序是有效的外来控制。

（2）动力性心理治疗 精神动力性心理治疗对人格障碍更具指导性，注重如何与人交往，应付外在困难和处理个人内在感受的方式。移情和反移情的分析对于澄清存在于人际关系中的问题至关重要。

（3）认知治疗 治疗师集中于思维和信念模式，它是人格障碍的特征也是情感和行为问题的原因。以认知治疗技术改变人格障碍者的认知。认知分析治疗是将认知治疗和分析性心理治疗的技术结合起来，可用于边缘型人格障碍。

2. 药物治疗 一般而言，药物治疗难以改变人格结构，但在出现异常应激和情绪反应时少量用药仍有帮助。一般不主张长期、常规使用，因远期效果难以肯定。

如情绪不稳定者可少量应用抗精神病药物；焦虑表现者给予少量苯二氮䓬类药物或其他抗焦虑药物；具有攻击行为者给予少量碳酸锂，或其他心境稳定剂；有研究显示，氟西汀（百忧解）对分裂样人格障碍和边缘型人格障碍有效。

3. 教育和训练 人格障碍特别是反社会型人格障碍者往往有危害社会的行为，收容于工读学校或其他机构对其行为矫正有一定帮助。有些人格障碍随年龄的增长可逐步缓和。如反社会型人格障碍在中年以后尽管仍存在人际关系冲突，但攻击行为大大减少，通过积极引导可进一步转化。

总体而言，人格障碍治疗效果有限，因此在年幼时培养健全的人格至关重要。

二、人格障碍患者的护理

（一）护理评估

1. 生理方面　评估患者的意识状态、生命体征、营养、睡眠和饮食状况及生活自理能力情况等；评估患者的家族史、既往史、用药情况及效果。

2. 心理方面

（1）认知活动　评估患者认知方面的问题，如多疑、偏执、嫉妒、强迫观念，对自己行为的认知情况。

（2）情感活动　评估患者情感活动的情况，如焦虑、紧张、冷漠、愤怒、敌视等，情感活动与个人性格特征的关系。

（3）意志、行为活动　评估患者意志和行为活动的情况，有无恶作剧、冲动、暴力行为及自伤、自残行为。

3. 社会适应能力　评估患者的家庭教育、经济状况、性格、工作学习环境、社会支持系统，与同事家人能否正常相处，父母及家庭对患者的影响，患者各家庭成员是否融洽，患者在家中的地位等。

（二）护理诊断

1. 有暴力行为的危险　与性情不稳定、易冲动及自我认识扭曲有关。

2. 焦虑　与内心空虚、自尊低下和过度紧张有关。

3. 个人应对无效　与情绪不稳定和防御机制应用不当有关。

4. 自我概念紊乱　与缺乏自信有关。

5. 偏执多疑　与缺乏信任感有关。

6. 社会功能障碍　与不能正确地自我评价和缺乏人际沟通技巧有关。

（三）护理措施

1. 基础护理　制订护理计划，做好生活、饮食护理，注意患者病情变化等。

2. 安全护理　为患者提供安全、安静的治疗环境，避免刺激，清除危险物品。合理安排患者的生活和娱乐，培养患者良好的生活习惯和兴趣爱好。对有自我伤害史的患者应重点关注，必要时专人护理，加强巡视，班班交接。

3. 症状护理

（1）攻击行为的护理　以预防为主，及时关注和疏导患者负性情绪，鼓励其用语言表达激烈的情绪；组织患者参加体育活动和体力活动，帮助其精力和不良心态的发泄。一旦发生攻击伤人行为，护士应及时制止，以简洁有力的语言告知患者攻击行为的后果，必要时进行隔离或约束。

（2）自杀自伤行为的护理　边缘型人格障碍患者常用自杀自残表达自己的情感，以期获得关注和求助。因此，护士应重点评估，严密观察，引导患者采取积极行为而非消极的破坏性方式表达和宣泄不满情绪。一旦发生自杀自伤行为，护士要第一时间积极抢救患者生命，在情况稳定后表达对患者的关心而非责备。

（3）针对分离的护理　分离即患者内心活动和外在表现造成的人际关系分离，如冷漠无情、与人疏远等。护士需帮助患者与他人建立互相信任的关系，认识到人际交往的意义，提高沟通技能，增强自信心。

（4）社交功能障碍的护理　社交功能障碍见于各种类型的人格障碍患者。护士可与患者约定交流时间，共同商定护理计划与目标，帮助患者认识到自己的个性缺陷和社会交往的意义，教会其沟通技巧。安排小组活动并鼓励患者参加。对于边缘型人格障碍患者，护士注意与此类患者之间距离的把握，不可过于亲密也不可疏远，甚至表现出敌意或不满。

4. 心理护理

（1）对患者表示尊重、关怀，主动接触患者，理解患者，了解其感受，满足其合理需求，以取得信赖。

（2）在良好护患关系的基础上，适当以诚恳的态度明确地告知患者，不能接纳其反社会行为，与患者讨论、分析不良行为对人对己的危害性，并鼓励其改进。

（3）要求患者尊重他人的人格和人权，对个人需要不能只考虑自我满足，避免由此引发的不适当的人际交往和不良行为，逐步做到能根据实际情况，延迟满足个人欲望。

（4）注意了解患者的特长和优点，创造条件让其表现个人合理行为，当理想的行为出现时，及时给予肯定和鼓励，逐步学会适当的人际交往，培养正向情感。

（5）帮助患者建立正确的价值观和人生观，树立信心，努力纠正自身的个性缺陷。

5. 康复护理

（1）帮助患者逐渐认识自己的精神状态，了解有关知识，认识病态行为对身心的危害，以及给家庭和社会带来的严重后果。帮助患者建立健康的生活方式和行为习惯，培养良好的兴趣爱好。定期复查。

（2）利用各种方式对家属进行宣传教育，使家属认识到自己教育方式上的问题，强化家庭功能，消除发生异常行为的环境，发现问题，及时纠正。

第二节 性心理障碍及护理

一、概述

（一）性心理障碍的概念

性心理障碍（psychosexual disorder）是指以两性行为的心理和行为明显偏离正常，并以这类性偏离作为性兴奋、性满足的主要或唯一方式为主要特征的一组精神障碍。除此之外，与之无关的精神活动并无明显异常。《国际疾病分类》第 10 版（ICD-10）性心理障碍分为 3 个主要类别：性身份障碍、性偏好障碍、性发育和性取向有关的心理及行为障碍。

美国精神病学会（American Psychiatric Association，APA）《精神疾病诊断与统计手册》第 5 版（DSM-5）将"性身份障碍"及相关临床现象从性心理障碍中取出，作为独立的一类精神障碍单独列出，叫作"性别焦虑障碍（性别烦躁）"。因此，DSM-5 的"性心理障碍"分类，包括以下常见类型：窥阴癖，露阴癖，摩擦癖，性受虐癖，性施虐癖，恋童癖，恋物癖，异装癖等。另外，同性恋被从精神障碍诊断分类中删除。

（二）病因与发病机制

关于性心理障碍的形成原因，目前尚无一致看法。

1. 生物因素 在关于同性恋的研究中，确实发现有少数同性恋存在内分泌异常或性染色体畸变，但大多数性心理障碍目前尚未发现肯定的生物学异常。

2. 心理因素 心理因素在其病因中占主导地位。弗洛伊德认为，性变态与其性心理发展过程中遇到挫折走向歧途有关。有些父母出于自己喜好，有意无意地引导孩子向异性发展，如将男孩打扮成女孩或将女孩打扮成男孩。自幼生长于异性环境中容易导致儿童心理朝异性化方向发展。变态的性活动是他们幼年性经历的再现和延续。因此，在成人表现出强烈的幼年儿童式性活动就是性心理障碍的病理心理本质。怕羞、胆怯拘谨及缺少排解心理困境和应变能力的个性、创伤性心理诱因等都是发病的条件。

3. 社会因素 性心理障碍的产生与家庭、社会和文化有一定关系。家庭的影响对性心理障碍的发生起着重要作用，儿童期是性心理发育的重要阶段，家庭及周围环境的不良影响往往招致恶果。社会经济地位及文化也有一定影响。

（三）常见临床类型及特点

1. 露阴癖（exhibitionism） 主要表现为反复、强烈的，涉及在异性生人面前暴露本人性器官的性渴求和性想象，并付诸行动，一般至少持续半年，多见于男性。患者对受害者没有进一步的性接触，从对方惊慌、羞耻、厌恶或逃跑中获得性满足，以这种露阴行为缓解性欲的紧张感和取得性满足的主要或唯一来源。大多数发生于青年早期。

2. 窥阴癖（voyeurism） 主要表现为反复的、强烈性渴求和想象，涉及窥视异性裸体或性交行为，并付诸行动，至少持续半年。多见于男性。此种人不谋求接触异性，而是以在厕所、浴室、卧室等处偷看取得性满足。露阴癖、窥阴癖患者多数没有异性恋，以窥阴等偏离方式作为性满足的主要或唯一来源。

3. 摩擦癖（frotteurism） 指患者在拥挤的场所故意摩擦异性，甚至用性器官碰撞女性的身体，可伴有射精来达到性的满足，并付诸行动，至少持续半年。摩擦癖是习惯性和癖好性通过触摸或摩擦异性身体而获得性快感。主要见于男性，通常在拥挤场合进行，故也称挤恋。

4. 恋物癖（fetishism） 是指反复出现以某种非生命性物品或异性躯体某部分作为性满足的刺激物。抚摸、闻嗅这类接触性敏感区的物品，或在性交时患者本人或性对象持此类物品即能取得性满足。此类性渴求、性想象反复出现不少于半年才能诊断为恋物癖。此类物品称为眷恋物，都是带有特殊的性刺激意味的东西。此类眷恋物包括女人的乳罩、内裤、卫生带等，异性的头发、足趾、腿等可归入其中。一般为男性患者，多数为异性恋者。

5. 异装癖（transvestism） 是指反复、强烈的性渴求、性想象，涉及异性装扮，并付诸于行动，以此种行为模式获得性满足，至少持续半年。大多数是异性恋者。通常始于5～14岁着异性装束，并往往伴随自慰行为，并通过其加强性兴奋。大多数患者的性生活没有困难，有的只表现为性欲低。少数患者穿着女装是为了获取舒畅感。一般女性穿着男性衣着多是女性同性恋。女性患者明确表示厌恶女装、坚持着男装，不愿乳房发育和月经来潮，甚至偷偷上男厕所。男性患者期望长成女人，表示阴茎令人厌恶。

6. 易性癖（transsexualism） 是指对自身性别认定与解剖生理上的性别特征恰好相反，呈持续厌恶态度，存在改变本人性别解剖特征以达到转换性别的强烈欲望。通常开始于青年期，他们为自己不是异性而深感痛苦和遗憾，厌恶自己的性器官，要求进行手术以转换性别，有的企图自杀。

7. 施虐受虐癖 性施虐癖（sadism）是反复、强烈的性渴求、性想象，涉及性对象施加心理或躯体性伤害行为，以取得性兴奋、性满足，并付诸行动，至少持续半年时间。性施虐癖采用鞭打、捆绑、勒颈、撕割对方，在对方痛苦中得到兴奋和性快感。个别极端的案例是指色情杀人狂。

性受虐癖（masochism）是以承受此类伤害或痛苦以获得兴奋和性满足。两者可以单独存在也可以并存。性受虐癖多见于女性，男性和同性恋者偶见。此类患者有的是通过这种"象征"的行为方式，以克服或抵消本人性方面的罪恶感。受虐的方式为针刺乳房、捆绑身体、勒颈部等。

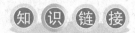

知识链接

同性恋（homosexuality）

同性恋是指同性的人具有性爱吸引并持续表现性爱倾向，可伴或不伴有性行为，同时对异性毫无性爱倾向，也可仍有减弱的性爱倾向或正常的性行为。同性恋与异性恋两极之间可以看作一个连续的带谱，对同性持续表现性爱倾向的同时对异性毫无性爱倾向的一类同性恋者，称作真性同性恋者。一个人在一生当中可能在某一阶段具有两种性定向。在关于同性恋的研究中，发现有少数同性恋存在内分泌异常或性染色体畸变。

（四）诊断和治疗

1.诊断

（1）诊断主要依据　病史、生活经历、临床表现。但在诊断某一类型性心理障碍之前需先排除器质性病变，检查有关性激素水平和有无染色体畸变。

（2）性心理障碍的共同特征

①与正常人不同，即性冲动表现为性对象选择或性行为方式明显异常，且这种行为固定、不易纠正。

②行为后果给自己或社会带来损害，却不能自控。

③本人具有行为的辨别能力，自知不符合社会规范，迫于法律和舆论的压力，可能出现回避行为。

④具有前述各临床类型的特点。

⑤除了单一性心理障碍表现的变态行为外，一般社会适应良好，无突出人格障碍。

⑥无智能障碍。

2.治疗　性心理障碍治疗较为困难，目前尚缺乏根本性防治措施，药物治疗起对症治疗作用。电抽搐与精神外科治疗收效甚微。

（1）心理治疗　常用方法有领悟、疏导心理治疗。令患者回顾自身的心理发展过程，在何时、何阶段、由哪些因素导致走向歧途，使患者正确理解和领悟并进行自我纠正。心理治疗的疗效取决于患者的治疗愿望是否强烈、是否为自己的性心理偏离感到不安或痛苦。若性心理障碍发生早、持续时间长，年龄已超过40岁者则疗效欠佳。在治疗时若不考虑或处理好异性恋的问题，往往难于取得稳定的疗效。

（2）行为矫正　有人采用厌恶疗法，如给患者看同性的健康图像和同性恋的录相之后随即给予厌恶性刺激。当求助者欲实施或正在实施某种不良行为时，在想象中主动地呈现某种可怕或令人厌恶的形象，致使两者形成条件反射，达到控制行为的治疗目的（内隐致敏法）。在患者主动配合下，行为治疗可改变患者的变态性行为。恋物癖患者同样可采取厌恶治疗和内隐致敏法。

（3）其他　易性癖患者多要求通过手术改变其性别，但变性手术复杂，费用较高，特别是亲友往往坚决反对，有些出现抑郁及自杀。手术后激素替代治疗有诸多不良反应。手术前患者自己不能接受自己，手术后社会又难以接纳他们。有些人手术后不得不隐姓埋名。因此手术应慎重，并履行相应的法律手续。

二、性心理障碍患者的护理

（一）护理评估

1. 评估患者主客观资料。

2. 评估患者认知、情感、意志方面的问题。

3. 评估社会适应能力；还要评估患者家族史、既往史及治疗史。

（二）护理诊断

1. 自我形象紊乱。

2. 自我认同紊乱。

3. 角色紊乱。

4. 性生活形态改变。

（三）护理措施

1. 正面教育　明确指出患者某些行为的危害性，有些行为违反法律法规，不符合文化和风俗习惯，教育患者通过意志克服其性偏离倾向。

2. 心理护理　对患者表示尊重、关怀，耐心细致，理解患者，了解其感受，以取得信赖，争取其合作。使患者回顾自身的心理发展过程，哪些因素导致走向歧途，使患者正确理解和领悟并进行自我纠正。与患者讨论、分析不良行为的危害性，并鼓励其改进。

3. 行为矫正　运用正向强化法、厌恶疗法及内隐致敏法等，用漠视、不理睬等消退法消除不良行为。

4. 争取家属协助　因患者缺乏求治欲望，可对家属进行有关知识讲解，正确对待患者，帮助患者纠正。

复习思考

1. 简述什么是人格障碍？

2. 人格障碍主要有哪些类型？

3. 人格障碍的护理措施有哪些？

4. 什么是性心理障碍？包括哪些类型？

扫一扫，知答案

扫一扫，看课件

第十五章

儿童及少年期精神障碍的护理

【学习目标】

1. 掌握孤独症、多动症、抽动症的病因与发病机制。
2. 熟悉孤独症、多动症、抽动症患者的临床类型及表现。
3. 了解精神发育迟滞的概念、临床类型、表现及护理措施。

案例导入

患儿，男，5岁。主因出现打嗝20天，呼吸困难1小时入院。20天前患儿无明显诱因出现打嗝伴轻咳，每日数次，在当地按上呼吸道感染、胃炎予阿莫西林胶囊、利巴韦林、多酶片等口服，效果不佳，打嗝未减轻。近3天曾吃瓜子，家属否认有异物吸入史。入院前1小时患儿突然呼吸困难，面色苍白，口周发绀，急来院就诊。既往体健，无外伤、抽搐、癫痫、瘾症史，父母亲体健。查体：体温36.7℃，脉搏120次/分，呼吸52次/分，血压90/60mmHg。发育良好，营养中等，查体欠合作，烦躁不安，呼吸困难，口唇发绀，头颅无畸形，咽部无充血，扁桃体不大。颈软，气管居中，三凹征阳性。双肺呼吸音粗，可闻及少许干啰音，心率120次/分，律齐，心音有力，各瓣膜听诊区未闻及杂音。腹部平坦，肝脾肋下未触及，神经系统检查未见异常。

临床诊断：小儿抽动障碍。

请问：目前该患者的护理诊断有哪些？应如何护理？

第一节 概 述

儿童和少年期正处在迅速变化和生长的时期，所以行为上出现的许多变化被看作是正常的。尽管如此，由于其躯体和心理都在不断地成长变化，容易受遗传、环境、社会及教育等多种因素的影响，导致发育障碍、行为偏异或心理精神障碍。由于此期各类精神障碍往往表现不典型，易被忽视，尤其是幼年儿童的精神障碍，如未能及时诊断和治疗，会影响下一阶段的精神健康，并可能继发其他精神障碍。因此，儿童青少年精神卫生问题，目前受到特别关注，提高对儿童精神障碍的认识、早期发现、及时治疗和护理具有十分重要的意义。

第二节　心理发育障碍

一、精神发育迟滞

精神发育迟滞是指在生长发育阶段（通常指 18 岁以前）精神发育不全或受阻，临床上以各种不同程度的技能损害和社会适应困难为主要特征的一组疾病，可同时伴有其他精神障碍或躯体疾病。

精神发育迟滞是一种常见的精神疾病，也是导致残疾的主要原因之一。WHO 报告，发达国家严重的精神发育迟滞的患病率为 3‰～4‰，轻度患病率为 20‰～30‰。1993 年我国在 7 个地区进行精神疾病的流行病学调查显示，9～14 岁儿童 19223 人，患病率为 2.84%。

（一）病因与发病机制

精神发育迟滞的病因十分复杂，出生前因素有遗传因素、宫内不良因素，出生时因素包括胎位异常、难产、产程过长、产伤等，出生后因素有中枢神经系统感染、严重营养不良、铅中毒、甲状腺功能低下等。此外，后天不良的心理社会因素也有一定作用。

（二）临床表现

精神发育迟滞的主要特征是智力低下和社会适应能力缺陷。通常智商测查结果在 85 分以下为异常，其中 70～85 分为边缘智力水平，低于 70 分为精神发育迟滞。

1. 轻度精神发育迟滞　最常见，智商有 50～69 分之间，一般没有脑器质性损害和躯体畸形。在发育早期即观察到患儿较正常儿童语言发育延迟，词汇不丰富，理解分析能力差，但有一定的阅读及计算能力，抽象思维不发达。在普通学校学习困难，难以完成小学学业，需要特殊教育的帮助。这些儿童仍有一定的社会交往能力，日常生活用语和实际生活能力问题不大，能够自理生活，并可通过职业训练从事一些简单的非技术性工作，在不需要学术知识的社会背景下可适应良好。

2. 中度精神发育迟滞　智商在 35～49 分之间，多有神经系统和躯体方面的异常。语言及运动发育明显落后于同龄正常儿童，阅读、理解、计算能力差，抽象思维能力明显缺陷，缺乏学习能力，有一定模仿能力，在监护下可从事简单的重复的体力劳动。

3. 重度精神发育迟滞　智商在 20～34 分之间，几乎均合并器质性疾病。社会适应能力明显缺陷，语言发育明显障碍，语言理解和表达能力极差，无法进行有效的语言交流。患儿同时有运动功能发育明显障碍，动作协调性差，对危险没有认知能力，日常生活需要照顾，不能自理生活。

4. 极重度精神发育迟滞　智商在 20 分以下，有明显的躯体畸形和神经系统功能障碍。大多无法活动或严重受限，无言语能力，社会功能完全丧失，完全缺乏自理生活的能力，终身需人照顾。多因原有疾病或继发感染而早年夭折。

（三）诊断要点

精神发育迟滞的诊断，应依靠收集多方面的资料，结合心理学方面的检测和社会功能状况综合分析。对精神发育迟滞的诊断必须符合以下三条：①起病于 18 岁以前。②智力明显低于同龄人的平均水平，在个别性智力测验时智商低于人群均值两个标准差，一般智商低于 70 分。③存在不同程度的社会适应困难。符合以上条件可诊断精神发育迟滞，再根据智商确定精神发育迟滞的程度。

（四）治疗及预防

对病因明确的患儿进行病因治疗，其他可用脑细胞营养药物，改善和促进脑功能，但疗效不确定。最重要的是进行教育培训，针对精神发育迟滞患者的教育，尤其是特殊教育和训练应尽早开始，促进康复。精神发育迟滞的治疗非常困难，因此，应重在预防，监测遗传性疾病，做好围产期保健，避免围产期并发症，防治中枢神经系统疾病是预防的重要措施。

二、儿童孤独症

儿童孤独症又称自闭症，是起病于婴幼儿期的广泛性发育障碍中的一种类型。临床主要表现为患儿不同程度的社会交往障碍，言语发育障碍，兴趣狭窄，以及局限性、刻板性、重复性行为。本病是广泛性发育障碍中最有代表性的疾病。多数患儿伴有不同程度的智力发育落后。

儿童孤独症是一种日益常见的心理发育障碍性疾病，以男孩多见，近年来患病率在世界各地均有明显上升趋势。孤独症的患病率报道不一，一般认为占儿童人口的 0.2‰～0.5‰，男女比例为 3∶1～4∶1，女孩症状一般较男孩严重。

（一）病因与发病机制

本病病因尚未阐明，近年来的研究发现生物学病因占主要方面，可能与遗传因素、孕期及围产期并发症、神经解剖学、神经生化及免疫学因素有关。

（二）临床表现

本病通常起病于 3 岁以内，部分病例在 3 岁以后起病，以男孩多见。

1. 社交障碍 社交障碍是孤独症的特征性临床表现。患儿表现极度孤独，回避与父母及他人的目光接触，不期待甚至拒绝父母和他人的拥抱和爱抚，不能建立正常的依恋关系，也不能和同龄儿童之间建立正常的伙伴关系。

2. 言语交流障碍 言语交流障碍是孤独症患者父母最常关注的初始症状，也是孤独症的核心症状。言语交流障碍有多种表现形式，如沉默不语或较少使用语言，有的为语言运用能力受损，无法进行应答或会谈；患者也常常出现明显的刻板言语或模仿言语、发音颠倒、言语的语调和节奏异常等。

3. 兴趣范围狭窄及刻板重复的行为方式 患儿对环境倾向于要求固定不变，如果有改变就会哭闹不安或拒绝。常对一些不能作为儿童玩具的物品及游戏活动有特别的兴趣和迷恋。也常表现为刻板重复的行为和特殊的动作姿势，如患儿可长时间地蹦跳、转圈走路、身体自行旋转，击掌等。

4. 感知觉异常 患儿表现为对外界各种刺激反应迟钝或过分敏感，如对疼痛刺激反应迟钝，如压伤手指不叫痛，但对触痒却不能忍受，对犬吠声、吸尘器声等则烦躁不安。

5. 智力障碍 大部分患儿多伴有某种程度的智力低下，适应和自理能力减弱，个别患儿在智力低下背景中可表现出某一方面的特殊才能，如对数学、路线、地名、人名等的不寻常记忆力和对日期推算及速算能力，即所谓"白痴学者"。

6. 其他症状 患者可出现惊恐发作、强迫症状，以及自伤、攻击等行为。有的患者还可以出现癫痫发作或伴有抽动症状，多数合并注意缺陷和多动症状。部分患者还常有进食或睡眠障碍。

（三）诊断要点

参照 ICD-10 中儿童孤独症的诊断标准。

1. 3 岁以前就出现发育异常或损害，至少表现在下列领域之一：①人际沟通时所需的感受性或表达性语言；②选择性社会依恋或社会交往能力的发展；③功能性或象征性游戏。

2. 具有以下（1）（2）（3）项下至少 6 种症状，且其中（1）项下至少两种，（2）（3）两项下各至少一种。

（1）在下列至少两个方面表现出社会交往能力实质性异常：①不能恰当地应用眼对眼注视、面部表情、姿势和手势来调节社会交往。②（尽管有充分的机会）不能发展与其智龄相适应的同伴关系，用来共同分享兴趣、活动与情感。③缺乏社会性情感的相互交流，表现为对他人情绪的反应偏颇或有缺损；或不能依据社交场合调整自身行为；或社交、情感与交往行为的整合能力弱。④不能自发地寻求与他人分享欢乐、兴趣或成就（如不向旁

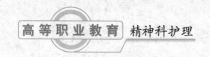

人显示、表达或指出自己感兴趣的事物）。

（2）交流能力有实质性异常，表现在下列至少一个方面：①口语发育迟缓或缺如，不伴有以手势或模仿等替代形式补偿沟通的企图（此前常没有牙牙学语的沟通）。②在对方对交谈具有应答性反应的情况下，相对地不能主动与人交谈或使交谈持续下去（在任何语言技能水平上都可以发生）。③刻板和重复地使用语言，或别出心裁地使用某些词句。④缺乏各种自发的假扮性游戏，或（幼年时）不能进行社会模仿性游戏。

（3）局限、重复、刻板的兴趣、活动和行为模式，表现在下列至少一个方面：①专注于一种或多种刻板、局限的兴趣之中，感兴趣的内容异常或患儿对其异常关注；或者尽管内容或患儿关注的形式无异常，但其关注的强度和局限性仍然异常。②强迫性地明显执着于特殊而无用的常规或仪式。③刻板与重复的怪异动作，如拍打、揉搓手或手指，或涉及全身的复杂运动。④迷恋物体的一部分或玩具的没有功能的性质（如气味、质感或所发出的噪音或振动）。

3.临床表现不能归因于以下情况：其他类型的广泛性发育障碍；特定性感受性语言发育障碍及继发的社会情感问题；反应性依恋障碍或脱抑制性依恋障碍；伴发情绪/行为障碍的精神发育迟滞；儿童少年精神分裂症和 Rett 综合征。

（四）治疗与预后

孤独症尚无特效治疗方治。主要是针对其行为缺陷及早进行教育训练，尤其是学会与人交往。其目的是促进患儿身体及心智的发展，提高社会化和交流沟通技巧，减少干扰其学习及训练的病理行为。药物治疗可减少过度活动、刻板行为、攻击和自伤行为，促进与周围人的关系。常用的药物有抗精神病药、抗抑郁药、中枢兴奋剂等。此外，感觉综合训练对患儿的动作协调、注意力集中、情绪稳定及交往交流方面，也有明显改善。

孤独症为慢性病程，大部分预后较差无法独立生活，少数智商高语言发育好，症状轻者预后相对较好。此外，早期进行个别化教育训练可改善患儿的远期预后。

第三节　儿童及少年期行为和情绪障碍

一、注意缺陷与多动障碍

注意缺陷与多动障碍（attention deficit and hyperactivity disorder，ADHD）又称为多动症，是儿童青少年时期最为常见的一类精神障碍。临床特点为与年龄和发育水平不相称的注意力不集中，注意缺乏持久性，不分场合的活动过度或冲动，常伴有学习困难、适应不良和品行障碍。

本病总体患病率为 3% ～ 5%，男女之比为 9∶1，男童明显多于女童，多数病例于学龄前起病，但在 9 岁左右行为表现较为突出。随着年龄增长，其他许多精神障碍同时发生的比率较高，包括品行和对立违抗性障碍、抑郁、焦虑、学习困难、抽动秽语综合征，总体来说 65% 患儿合并有一种或以上共患病。

（一）病因与发病机制

ADHD 病因至今尚未完全明确，研究认为与遗传因素、轻微脑损伤有关。神经生理学通过脑电图观察，发现患儿有中枢神经系统成熟延迟或大脑皮层觉醒不足的特点，提示本病具有生物学基础。也有人认为，本病与微量元素锌、锰、铁缺乏，铅、镉过多有关。此外，心理社会因素，如家庭环境和教育的方式对诱发和促进多动症也有一定影响。

（二）临床表现

多动症的症状一般在幼年期即已出现，进入小学后因受到各种限制表现更为显著。核心症状包括注意缺陷、多动表现和冲动行为。

1. 注意缺陷　明显注意力集中困难、持续时间短暂是本病的核心症状。患儿注意力不集中，做事不注意细节，表现为粗心大意。因多动和注意障碍，上课时不能专心听课，做作业也心不在焉，易于忘记日常活动安排。

2. 活动过多　经常表现得不安宁，手足小动作多，不能安静就坐，常离开座位，有过度跑动或攀爬行为。难以从事安静的活动或游戏，一天忙个不停。有些患者表现为言语过度。

3. 冲动行为　表现为自我控制力差，做事不假思索，不顾后果，凭一时兴趣行事，为此常与同伴发生打斗或纠纷，易惹是生非或伴发其他不良行为。

4. 学习困难　常表现为不听从父母和老师的管教，好挑逗、打架、干扰集体活动，学习成绩差，常低于其智力所应该达到的学业成绩。

5. 神经系统发育异常　如翻掌、对指运动、系纽扣不灵、视－听转换困难、听觉综合困难、空间位置感觉障碍等神经系统体征。还可伴有言语发育迟滞、言语异常等。

（三）诊断要点

本病诊断主要依据家长及老师提供的病史，必须同时具有显著注意力不集中和活动过度，起病于学龄前，病程至少持续 6 个月以上，并排除精神发育迟滞、儿童期精神病、焦虑状态、品行障碍或神经系统疾病。

（四）治疗与预后

ADHD 的治疗是一个长期的综合治疗过程，应根据患儿的症状特点、家庭情况做到治疗个体化。治疗过程包括药物治疗、行为矫正、生活方式的转变及相关的心理咨询等内容。研究证实，药物治疗和行为治疗是本病治疗最为有效的手段。

随着多种治疗方法的应用，儿童多动症的预后较乐观，大多数患儿随着年龄增长症状可逐渐减轻或消失，但也有相当病例持续到成年阶段，存在一些精神方面的障碍，包括反

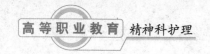

社会型人格障碍、酒药依赖、焦虑障碍、情感障碍，甚至精神分裂症。

二、品行障碍

品行障碍指 18 岁以下儿童、青少年期出现的持久性反社会性行为、攻击性行为和对立违抗行为。这些异常行为严重违反了相应年龄的社会规范和道德准则，侵犯了他人或公众利益。如过分好斗或霸道；残忍地对待动物或他人；严重破坏财物；纵火；偷窃；反复说谎；逃学或离家出走；过分频繁地大发雷霆；对抗性挑衅行为；长期的严重违拗；也可出现包括犯罪行为的强奸、纵火、抢劫、杀人等行为。

国内调查发现，本病患病率为 1.45% ～ 7.35%，男性高于女性，男女之比为 9∶1，患病高峰年龄为 13 岁。

1. 病因与发病机制　品行障碍由生物学因素、家庭因素和社会环境因素相互作用所致。

2. 临床表现

（1）攻击行为　是指侵犯和攻击他人的行为，伤害、殴打、威胁、恐吓他人，男孩多表现为躯体性攻击，女孩多表现为言语性攻击；虐待小动物或比他（她）小的儿童或残疾儿童；抢劫钱财；性攻击多发于青春期以后的男性患者，女性则一般不出现性攻击行为，但易受诱骗与异性发生性关系，以后可能发展为卖淫行为。

（2）对立违抗性行为　常与成人争吵，与父母或老师对抗，违反集体纪律不接受批评，故意干扰别人，经常说谎（并非为逃避惩罚）、偷窃、逃学，易暴怒、好发脾气，存心报复，破坏公共设施，拒绝或不理睬成人的要求，常因自己的过失而责怪他人。

3. 诊断要点　对成人特别是家长所采取的明显不服从、违抗或挑衅行为，根据儿童行为紊乱的特点诊断并不困难。若患者同时具有反社会性行为、攻击性行为和对立违抗性行为的临床表现持续半年以上，且严重影响同伴、师生、亲子关系或学业，可诊断为反社会性品行障碍。若患者在 10 岁以下仅有对立违抗性行为，而没有反社会性行为和攻击性行为，则诊断为对立违抗性障碍。

4. 治疗与预后　品行障碍治疗的关键是协调患儿心理、生理、教育的需要。心理治疗可有助于患者学习解决问题的技能，减少破坏的症状和纠正行为。药物治疗用来解决神经病学方面的问题。教育策略的主要目的则是鼓励和帮助患儿继续学校教育。

由于少年品行障碍特别是少年犯罪，是一个复杂的涉及广泛内容的社会历史问题，并非单纯的医疗问题，预防品行障碍的发生、发展十分必要。戒除不良家庭因素，远离容易导致或加重品行障碍的社会因素是关键。

三、抽动障碍

抽动障碍（tic disorders）又称为抽动症，是一种起病于儿童期，以快速、不自主、突发、重复、非节律性、刻板、单一或多部位肌肉运动抽动和（或）发声抽动为特点的一种复杂的、慢性神经精神障碍。

本病多数起病于学龄期，低于5岁发病者可达40%。国内报道，8～12岁人群中抽动障碍患病率2.42‰，男性学龄儿童患病危险性最高。

（一）病因与发病机制

抽动障碍的病因不清，其发生主要与遗传因素、神经生化异常、脑结构或功能异常、心理因素、免疫因素有关。

（二）临床表现

1. 抽动症状 主要表现为运动抽动和（或）发声抽动。根据抽动的复杂程度，又可分为简单抽动和复杂抽动两种形式。运动抽动的简单形式是眨眼、耸鼻、歪嘴、耸肩、转肩或斜肩等，抽动可发生于身体的单个部位或多个部位；复杂形式包括蹦跳、跑跳旋转、屈身、拍打自己和猥亵行为等。发声抽动的简单形式是清理喉咙、吼叫声、嗤鼻子、犬叫声等；复杂形式表现为重复言语、模仿言语、秽语（控制不住地说脏话）等。

抽动症状的特点是不随意、突发、快速、重复和非节律性，可受意志控制在短时间内暂时不发生，但却不能较长时间控制症状。受到心理刺激、情绪紧张、学习压力大、患躯体疾病或在其他应激情况下发作较频繁，睡眠时症状减轻或消失。

2. 抽动类型 根据发病年龄、病程、临床表现和是否伴有发声抽动，分为短暂性抽动障碍、慢性运动或发声抽动障碍、多发性抽动症或抽动 – 秽语（Tourette）综合征等临床类型。

（三）诊断要点

1. 短暂性抽动障碍（抽动症） ①有单个或多个运动抽动或发声抽动，常表现为眨眼、扮鬼脸或头部抽动等简单抽动；②抽动天天发生，1天多次，至少已持续2周，但不超过12个月，某些患儿的抽动只有单次发作，另一些可在数月内交替发作；③18岁前起病，以4～7岁儿童最常见；④不是由于Tourette综合征、小舞蹈病、药物或神经系统其他疾病所致。

2. 慢性运动或发声抽动障碍 ①不自主运动抽动或发声，可以不同时存在，常1天发生多次，可每天或间断出现；②在1年中没有持续2个月以上的缓解期；③18岁前起病，至少已持续1年；④不是由于Tourette综合征、小舞蹈病、药物或神经系统其他疾病所致。

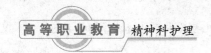

3.Tourette 综合征（发声与多种运动联合抽动障碍）

症状标准：表现为多种运动抽动和一种或多种发声抽动，多为复杂性抽动，二者多同时出现。抽动可在短时间内受意志控制，在应激下加剧，睡眠时消失。

严重标准：日常生活和社会功能明显受损，患儿感到十分痛苦和烦恼。

病程标准：8 岁前起病，症状可延续至成年，抽动几乎天天发生，1 天多次，至少已持续 1 年以上，或间断发生，且 1 年中症状缓解不超过 2 个月。

排除标准：不能用其他疾病来解释不自主抽动和发声。

4. 其他或待分类的抽动障碍　指符合抽动障碍的诊断标准，但不能明确特定的亚型。

（四）治疗与预后

对短暂性抽动障碍或症状较轻者可仅采用心理治疗。对于慢性运动或发声抽动障碍、Tourette 综合征或抽动症状严重者，则以药物治疗为主，结合心理治疗。药物治疗为氟哌啶醇、泰必利及可乐定等。

四、儿童情绪障碍

儿童情绪障碍（emotional disorders）是发生在儿童及少年时期以焦虑、恐怖、抑郁或躯体功能障碍为主要临床表现的一组疾病。过去的文献多称为儿童神经症（childhood neurosis）。由于儿童心理生理特点及所处环境的不同，儿童情绪障碍的临床表现与成人有明显差异。此类障碍与儿童的发育和境遇有一定关系，与成人神经症无连续性。

儿童情绪障碍的发生率仅次于行为问题，在儿童精神障碍中占第二位、常见类型有分离性焦虑障碍、儿童恐惧性焦虑障碍、社交恐怖症等。

第四节　儿童及少年期精神障碍患者的护理

一、护理评估

儿童和少年正处于生长发育时期，其生理、心理都在变化成长，因此，护理人员在制定护理方案时，应考虑到年龄与发育水平的特点，并根据不同的精神障碍的临床基本特征，找到护理评估的侧重点，做出正确的护理诊断，并制定适当的护理措施。

1. 健康史：评估母亲孕产史、儿童生长发育与智力情况；家族史；躯体情况，如生命体征、营养状况、皮肤状况及既往健康情况；生活方式，如饮食习惯、生活自立能力及特殊习惯等；药物过敏史。

2. 心理社会评估：性格特征（如孤僻、内向或外向），兴趣爱好，社会环境及家庭因素（如患儿成长中是否受到不良的家庭或社会环境的影响）。

3. 临床表现及检查结果。

4. 社会功能。

二、护理诊断

（一）精神发育迟滞

1. 有受伤的危险。

2. 有冲动行为的危险。

3. 生活自理缺陷（进食、沐浴、穿着修饰、如厕等自理缺陷）。

4. 语言沟通障碍。

5. 社交障碍。

6. 营养失调：低于机体需要量。

7. 睡眠障碍、焦虑、恐惧。

（二）孤独症

1. 生活自理缺陷。

2. 语言沟通障碍。

3. 社交障碍。

4. 有暴力行为的危险：对自己或他人。

5. 有自伤的危险。

（三）多动症

1. 有暴力行为的危险：与情绪不稳有关。

2. 社交孤立：与注意障碍有关。

3. 营养失调，进食、卫生自理缺陷。

4. 有自伤的危险：与活动障碍有关。

（四）抽动障碍

1. 有自伤和伤人的危险：与不能控制的抽动行为有关。

2. 有感染的危险。

3. 自我形态紊乱：与抽动行为造成患儿外观及形体改变有关。

（五）品行障碍

1. 营养失调：与智能水平下降有关。

2. 易受伤害：与智力水平低下需要长期照顾有关。

3. 焦虑、恐惧：与精神症状。

4.个人角色困难：与认知障碍有关。

三、护理措施

（一）精神发育迟滞

1. 安全与生活护理　周围环境应满足其安全需要，防止自伤，准备好自伤行为发生时的干预措施；根据患儿情况协助或代替料理个人生活，包括卫生、饮食等；密切观察病情，对患者的精神症状和体征要有识别能力，防止延误诊治。

2. 心理护理　注意患儿的心理特点，根据患儿智力低下程度的不同，教导患儿用正确的方式表达感受、疼痛和情绪，家属也要正确面对现实，保持正确的心态，帮助患儿享有正常儿童生活的一切权利。

3. 自我护理和支持　教育患儿适应技能，如吃饭、穿衣、上厕所等；演示并且帮助其练习自理技能；维持稳定有监管的环境；维持足够的环境刺激，提高患儿对自身及日常活动的积极感受。

（二）孤独症

1. 安全与生活护理　为患儿提供安全的环境，避免患儿接触具有危险隐患的物品和设施，窗户应有相应的安全措施以免患儿攀爬造成危险；为患儿营造一个轻松、愉快、温馨的生活氛围，父母应经常进行亲子游戏或带孩子外出活动，鼓励与其他孩子交往。

2. 特殊护理　强调以教育、训练为主，早期及时教育、训练对预后及生活能够自理极为重要。对患儿行为要表示理解和宽容，发现患儿异常行为要及时矫正，发现患儿特别的能力要做进一步培养。

3. 药物护理　护士应该做好药物疗效及副作用的观察。

（三）多动症

1. 安全与生活护理　保持安静舒适的环境，保证充足睡眠，合理饮食，营养充足；训练和督导患儿的个人卫生；培养良好的生活规律、专心的习惯。

2. 心理护理和健康教育　进行行为治疗、认知行为、沙盘游戏等作业治疗；对患儿放大优点，鼓励其每一次进步；有目的有计划地训练患儿集中注意力；注重对家庭和老师的健康教育，避免歧视和体罚。

3. 药物护理　护士应该做好药物疗效及副作用的观察。

（四）抽动障碍

1. 安全与生活护理　确保患儿活动范围内无危险物品的存在，当患儿情绪不稳时转移其注意力；合理安排作息时间，尽量避免电视、电脑及手机等电子产品；注意不吃或少吃加工食品，培养良好的生活习惯。

2. 心理护理 建立良好的护患关系，让患儿能充分信任护理人员，使之愿意和护理人员交流；组织患儿多参加感兴趣的作业活动以减少对其症状的过度关注。

3. 药物护理 护士应该做好药物疗效及副作用的观察。

（五）品行障碍

对儿童青少年品行障碍，恰当的护理措施为：建立良好的护患关系，使患儿信任并接受自己；提供明确的行为准则，教育患儿如何做出为他人接受的选择；教给患儿有效解决问题的技能，帮助其确定个人的需要及满足需要的最好策略；运用角色扮演，使其练习解除压力的方法，获得处理困境的方法和信心。

复习思考

1. 简述孤独症的临床表现。

2. 简述抽动障碍的常见类型及临床表现。

3. 简述品行障碍的临床表现和诊断。

扫一扫，知答案

扫一扫，看课件

第 十 六 章

常用精神科评定量表

【学习目标】

1. 掌握精神科常用量表的种类和适用范围。
2. 熟悉精神科常用量表的使用。
3. 了解使用量表时应注意的问题。

第一节 概 述

一、量化评估在精神科临床实践中的应用

在测量学领域，量表（scales）是用于测量的准尺。在使用量表以前，精神科工作是偏主观的，医务工作者主要通过病史、面谈会晤、精神检查去评判患者症状的严重程度。鉴于个人体验、临床经验的差异，不同医务工作者对同一患者的印象可能差别较大，不利于临床工作的开展和学术交流，更难于进行科学研究。工作用诊断标准、定式检查和评定量表的发展，是 20 世纪 60 年代以来精神科研究方法中最重大的进展。应用这些研究工具，评定者对受评者进行同样的内容评定，按照相同的评定规则进行结果描述，并进行解释评价，可以使研究结论更具客观性、可比性和可重复性。本章着重介绍精神科临床中常用的评定量表。

（一）量表的分类

评定量表的分类，就其内容来说，可以分为诊断量表、症状量表和其他量表；就其评定方式而言，可以分为大体评定量表和症状评定量表，或自评量表和他评量表；根据评定对象的年龄，可分为成人用量表和儿童或老人用量表；根据病种，可分为抑郁量表、焦虑量表和躁狂量表等。

（二）量表的内容

每一量表中均包含若干条目，每一条成为一项。例如 BPRS 包括 18 项症状、HAMD 包括 24 项。每一项目均分成若干等级，如 BPRS 为 1 ～ 7 的 7 级评分。不同的条目有时可反映患者疾病的同一方面，把它们归为量表的因子，如 BPRS 量表中"缺乏活力"因子包含第 3、13、16、18 条目。在对量表的评定中，可依靠总分反映病情的严重程度，也可通过计算不同因子得分反映疾病的某一方面。

（三）量表的质量

一个量表是否是可靠的工具，主要从信度和效度两个方面来衡量。信度又名可靠性，指量表本身的稳定性和可重复性。效度又名真实性，指量表的评定结果能否符合编制的目的，以及符合的良好程度。临床工作中选用的量表，应当是信度和效度都较好的量表。此外，由国外引入国内的量表还需要考虑文化背景的不同，有时需要做必要的修改、删减和补充，并重新进行信效度测试。

（四）量表的用途

量表在精神科临床和研究中应用广泛，主要包括以下几个方面。

1. 作为病例的一般资料　例如报告一组抑郁患者，HAMD 的平均总分为 31±3.5，则提示其是一组较为严重的抑郁患者。

2. 作为科研的入组标准　如一般关于抑郁症研究的入组标准之一为 HAMD 总分 16 分以上，这样可增加样本的同源性。

3. 评定疗效　是最常见的用途，通过阶段性量表评估的减分情况评定治疗效果。

4. 辅助诊断　诊断量表可帮助建立诊断或为诊断提供参考，检出临床中易忽视的疾病。

二、量表使用中应考虑的问题

量表本身是规范化的研究评估工具，使用过程中应严格遵循量表的评定要求，不能任凭主观臆测胡编乱造，不经训练、不按手册随意乱评。在选用一个量表时，应充分了解该量表的性能与结构，是否符合自己的评价目的。量表使用中应注意以下几点。

1. 使用对象　不同的量表适合于不同的对象，除了病种以外，还有年龄、住院或门诊的限制。例如 HAMD 适用于有抑郁症状的成人。

2. 评定的时间范围　按量表手册规定或临床、研究方案的要求进行评定，如症状量表多数为评定检查当时或过去 1 ～ 2 周内的情况。

3. 了解量表的实施方法是否有特殊的要求　如果是自评量表，需评估将要评定的对象是否具有足够的阅读理解能力，并应设置统一指导语；如果是他评量表，则要求评定者受过有关量表评定的训练，需评估评定者是否熟练掌握了该量表的评定技术。

在临床或研究工作中使用量表，还需认识到量表的局限性。量表评定较为机械，不能取代临床检查，计分单也不能代替病程记录，量表评定员亦不能代替临床工作者。

第二节　临床常用评定量表

一、护士用住院患者观察量表（NOSIE）

精神科护士也是专业人员，其绝对数超过精神科医师。与医生相比，护士和患者的接触时间要长得多，他们观察到的患者情况也比较细致，特别是患者行为方面的改变，护理人员更具发言权。而且，患者往往对护士戒心较少，因而观察到的情况更真实，所以护士用量表的结果有重要参考价值。

护士用住院患者观察量表（Nurses' Observation Scale for Inpatient Evaluation，NOSIE），由 Honigteld G 等于 1965 年编制，本量表有 30 项和 80 项两种版本，现介绍的是 30 项版本。

（一）项目和评定标准

NOSIE 中，每项为一描述性短语。本量表为频度量表，按照具体现象或症状的出现频度，分为 0～4 分的 5 级评分法，具体见表 16-1。

（二）适用范围

护士用住院患者观察量表主要用于住院的成年精神患者，特别是慢性精神患者，包括老年性痴呆患者。

（三）评定注意事项

1. 应由经量表评定训练的，最好是患者所在病室的护士任评定员。

2. 每一患者由两名评定者（护士）观察评分，记分时，两名评定者分数相加。如只有一名评定者，应将评分乘以 2。

3. 根据患者近 3 天（或 1 周）的情况，对 30 项进行评分。评定时间为治疗前及治疗后第 3 周和第 6 周各 1 次。

4. NOSIE 主要通过护士的观察与交谈进行评定。

5. 应根据患者症状存在与否及存在的频度与强度进行评定。

（四）结果分析

1. NOSIE 的结果可以归纳成因子分、总积极因素分、总消极因素分和病情总估计（总分）。

2. NOSIE 的因子分计算方法如下：

（1）社会能力 ［20-（13、14、21、24、25 项组分和）］×2。

（2）社会兴趣（4、9、15、17、19 项组分和）×2。

（3）个人整洁［8 +（8、30 项组分和）-（1、16 项组分和）］×2。

（4）激惹（2、6、10、11、12、29 项组分和）×2。

（5）精神病表现（7、20、26、28 项组分和）×2。

（6）迟缓（5、22、27 项组分和）×2。

（7）抑郁（3、18、23 项组分和）×2。

3. 总消极因素：4、5、6、7 项因子分之和。

总积极因素：1、2、3 项因子分之和。

病情总估计:（128+ 总积极因素 - 总消极因素）。

以上结果分析方法中，常数项主要是为了避免负分的出现。"×2"是为了便于一名评定员时的评定结果和规定的 2 名评定员的结果类比。如为 2 名评定员，在因子分计算时只需将二者的评分相加即可。

表 16-1　护士用住院患者观察量表（NOSIE）

	无	有时有	常常	经常	一直是
1. 肮脏	0	1	2	3	4
2. 不耐烦	0	1	2	3	4
3. 哭泣	0	1	2	3	4
4. 对周围活动兴趣	0	1	2	3	4
5. 不督促就一直坐着	0	1	2	3	4
6. 容易生气	0	1	2	3	4
7. 听到不存在的声音	0	1	2	3	4
8. 衣着保持整洁	0	1	2	3	4
9. 对人友好	0	1	2	3	4
10. 不如意便心烦	0	1	2	3	4
11. 拒绝做日常事务	0	1	2	3	4
12. 易激动发牢骚	0	1	2	3	4
13. 忘记事情	0	1	2	3	4
14. 问而不答	0	1	2	3	4
15. 对好笑的事发笑	0	1	2	3	4
16. 进食狼藉	0	1	2	3	4
17. 与人攀谈	0	1	2	3	4

续表

	无	有时有	常常	经常	一直是
18. 自觉抑郁沮丧	0	1	2	3	4
19. 谈论个人爱好	0	1	2	3	4
20. 看到不存在的东西	0	1	2	3	4
21. 提醒后才做事	0	1	2	3	4
22. 不督促便一直睡着	0	1	2	3	4
23. 自觉一无是处	0	1	2	3	4
24. 不太遵守医院规则	0	1	2	3	4
25. 难以完成简单任务	0	1	2	3	4
26. 自言自语	0	1	2	3	4
27. 行动缓慢	0	1	2	3	4
28. 无故发笑	0	1	2	3	4
29. 容易发脾气	0	1	2	3	4
30. 保持自身整洁	0	1	2	3	4

总分： 总消极因素： 总积极因素：

二、简明精神病量表（BPRS）

简明精神病量表（The Brief Psychiatric Rating Scale，BPRS），由 Overall 和 Gorham 于 1962 年编制，是精神科应用较广泛的评定量表之一。

（一）项目、定义和评定标准

本量表初版为 16 项，以后增加为 18 项（表 16-2）。BPRS 中所有项目采用 1 ～ 7 分的 7 级评分法，各级的标准：①无症状；②可疑或很轻；③轻度；④中度；⑤偏重；⑥重度；⑦极重。如果未测则记 0 分，统计时应剔除。

1.关心躯体健康 指对自身健康的过分关心，不考虑其主诉有无客观基础。

2.焦虑 指精神性焦虑，即对当前及未来情况的担心，恐惧或过分关注。

3.情感交流障碍 指与检查者之间如同存在无形隔膜，无法实现正常的情感交流。

4.概念紊乱 指联想散漫、零乱和解体的程度。

5.罪恶观念 指对以往言行的过分关心内疚和悔恨。

6.紧张 指焦虑性运动表现。

7. 装相和作态 指不寻常的或不自然的运动性行为。

8. 夸大 即过分自负，确信具有不寻常的才能和权力等。

9. 心境抑郁 即心境不佳、悲伤、沮丧或情绪低落的程度。

10. 敌对性 指对他人（不包括检查者）的仇恨、敌对和蔑视。

11. 猜疑 指检查当时认为有人正在或曾经故意地对待他。

12. 幻觉 指没有相应外界刺激的感知。

13. 动作迟缓 指言语、动作和行为的减少和缓慢。

14. 不合作 指会谈时对检查者的对立、不友好、不满意或不合作。

15. 不寻常思维内容 即荒谬古怪的思维内容。

16. 情感平淡 指情感基调低，明显缺乏相应的正常情感反应。

17. 兴奋 指情感基调增高，激动，对外界反应增强。

18. 定向力障碍 指对人物、地点或时间分辨不清。

其中 1、2、4、5、8、9、10、11、12、15 和 18 项，根据患者自己的口头叙述评分；而 3、6、7、13、16、17 项，则依据对患者的观察评定。

（二）评定注意事项

1. 评定员由经过训练的精神科专业人员担任。

2. 入组时，评定入组前一周的情况。以后一般相隔 2～6 周评定一次。

3. 一次评定大约需 20 分钟的会谈和观察。主要适用于精神分裂症等精神病患者。

4. 本量表无具体评分指导，主要根据症状定义及临床经验评分。

（三）统计指标和结果分析

BPRS 的统计指标总分、单项、因子分等。

总分反映疾病严重性，总分越高，病情越重。单项症状的评分及其出现频率反映不同疾病的症状分布。因子分为症状群的评分，反映疾病的临床特点。

治疗前后总分值的变化反映疗效的好坏，差值越大疗效越好。治疗前后各症状或症状群的评分变化可反映治疗的靶症状。因 BPRS 为分级量表，所以能够比较细致地反映疗效。

BPRS 的结果可按单项、因子分和总分进行分析，尤以后两项的分析最为常用。

其因子分一般归纳为 5 类：①焦虑忧郁，包括 1、2、5、9 等 4 项。②缺乏活力，包括 3、13、16、18 等 4 项。③思维障碍，包括 4、8、12、15 等 4 项。④激活性，由 6、7、17 等项组成。⑤敌对猜疑，由 10、11、14 等项组成。

表 16-2　简明精神病量表（BPRS）

依据口头叙述	依据检测观察	未测	无	很轻	轻度	中度	偏重	重度	极重
1. 关心躯体健康		0	1	2	3	4	5	6	7
2. 焦虑		0	1	2	3	4	5	6	7
	3. 情感交流障碍	0	1	2	3	4	5	6	7
4. 概念紊乱		0	1	2	3	4	5	6	7
5. 罪恶观念		0	1	2	3	4	5	6	7
	6. 紧张	0	1	2	3	4	5	6	7
	7. 装相和作态	0	1	2	3	4	5	6	7
8. 夸大		0	1	2	3	4	5	6	7
9. 心境抑郁		0	1	2	3	4	5	6	7
10. 敌对性		0	1	2	3	4	5	6	7
11. 猜疑		0	1	2	3	4	5	6	7
12. 幻觉		0	1	2	3	4	5	6	7
	13. 动作迟缓	0	1	2	3	4	5	6	7
	14. 不合作	0	1	2	3	4	5	6	7
15. 不寻常思维内容		0	1	2	3	4	5	6	7
	16. 情感平淡	0	1	2	3	4	5	6	7
	17. 兴奋	0	1	2	3	4	5	6	7
18. 定向力障碍		0	1	2	3	4	5	6	7

总分：　　　因子1：　　　因子2：　　　　因子3：　　　　因子4：　　　　因子5：

三、倍克－拉范森躁狂量表（BRMS）

在没有专门为躁狂症状设计的量表之前，躁狂发作的评定一般借用 BPRS 之类的精神病量表。后来陆续编制了一些躁狂量表，倍克－拉范森躁狂量表（Bech-Rafaelsen Mania Rating Scale，BRMS）由 Bech 和 Rafaelsen 于 1978 年编制，本量表共 11 项。

（一）项目和评定

标准 BRMS 中，各项目采用 0～4 分的 5 级评分法。

各级的标准为：

（0）无该项症状或与患者正常时的水平相仿。

（1）症状轻微。

（2）中度症状。

（3）症状明显。

（4）症状严重。

对每项症状都规定有具体的工作用评分标准，具体见表 16-3。

（二）统计指标和结果分析

1. 主要统计指标为总分。0 ~ 5 分为无明显躁狂症状，6 ~ 10 分为有肯定躁狂症状，22 分以上为严重躁狂症状。

2. 总分反映疾病严重性。总分越高，病情越重。治病前后总分值的变化反映疗效的好坏，差值越大疗效越好。

表 16-3　倍克 - 拉范森躁狂量表（BRMS）

项目	评分标准	评分
1. 动作	1= 动作稍多，表情活跃	
	2= 动作多，姿势活跃	
	3= 动作极多，会谈时曾起立活动	
	4= 动个不停，虽予劝说仍坐不安宁	
2. 言语	1= 话较多	
	2= 话多，几无自动停顿	
	3= 很难打断	
	4= 无法打断	
3. 意念飘忽	1= 描述、修饰或解释的词句过多	
	2= 内容稍散漫或离题，有意联、音联或双关语	
	3= 思维散漫无序	
	4= 思维不连贯，内容无法理解	
4. 语音 / 喧闹程序	1= 说话声音高	
	2= 大声说话，隔开一段距离仍能听到	
	3= 语音极高，夹带歌声或噪音	
	4= 呼喊或尖叫	
5. 敌意 / 破坏行为	1= 稍急躁或易激惹，能控制	
	2= 明显急躁，易激惹或易怒	
	3= 有威胁性行为，但能被安抚	
	4= 狂暴，冲动和破坏行为	

续表

项目	评分标准	评分
6. 情绪	1= 略高涨，乐观	
	2= 高涨，爱开玩笑，易笑	
	3= 明显高涨，洋洋自得	
	4= 极高涨，和环境不协调	
7. 自我批评	1= 略高	
	2= 高，常自诩自夸	
	3= 有不合实际的夸大观念	
	4= 有难以纠正的夸大妄想	
8. 接触	1= 稍有爱管闲事或指手画脚倾向	
	2= 爱管闲事，好争辩	
	3= 爱发号施令，指挥他人	
	4= 专横，与环境不协调	
9. 睡眠	1= 睡眠时间减少 25%	
	2= 睡眠时间减少 50%	
	3= 睡眠时间减少 75%	
	4= 整夜不眠	
10. 性兴趣	1= 性兴趣稍增强，有些轻浮言行	
	2= 性兴趣增强，有明显轻浮言行	
	3= 性兴趣显著增强，有严重调戏异性或卖弄风情等言行	
	4= 整日专注于性活动	
11. 工作	初次评分时：1= 工作质量略有下降 2= 工作质量明显下降，工作时间争吵 3= 无法继续工作，或在医院内尚能参加活动数小时 4= 日常活动不能自理，或不能参加病房活动	
	再次评分时：0= 恢复正常工作，或可恢复正常工作 1= 工作质量差，或减轻工作 2= 工作质量明显低下，或在监护下工作 3= 住院或病休，每天活动数小时 4= 不能自理生活，或不能参加任何活动	

续表

项目	评分标准	评分
X1 幻觉	1= 偶有或可疑	
	2= 肯定存在，每天 ≥ 3 次	
	3= 经常出现	
	4= 行为受幻觉支配	
X2 妄想	1= 偶有或可疑（不包括夸大妄想，下同）	
	2= 妄想肯定，可用情绪解释	
	3= 妄想肯定，难以用情绪解释	
	4= 出现幻觉的妄想	

总分：

四、汉密尔顿抑郁量表（HAMD）

汉密尔顿抑郁量表（Hamilton Depression Scale，HAMD）由 Hamilton 于 1960 年编制，是临床上评定抑郁状态时应用得最为普遍的量表。本量表有 17 项、21 项和 24 项等 3 种版本，现介绍的是 24 项版本。

（一）项目和评分标准

HAMD 大部分项目采用 0 ～ 4 分的 5 级评分法。

1. 各级标准

（0）无。

（1）轻度。

（2）中度。

（3）重度。

（4）极重度。

2. 少数项目采用 0 ～ 2 分的 3 级评分法，其分级标准

（0）无。

（1）轻至中度。

（2）重度。

具体评分项目和标准见表 16-4。

（二）评定注意事项

1. 适用于具有抑郁症状的成年患者。

2. 应由经过培训的两名评定者对患者进行 HAMD 联合检查。

3. 一般采用交谈与观察的方式，检查结束后，两名评定者分别独立评分。

4. 评定的时间范围：入组时评定当时或入组前一周的情况，治疗后 2～6 周以同样方式对入组患者再次评定，比较治疗前后症状和病情的变化。

5. HAMD 中，第 8、9 及 11 项，依据对患者的观察进行评定；其余各项则根据患者自己的口头叙述评分；其中第 1 项需两者兼顾。另外，第 7 和 22 项，尚需向患者家属或病房工作人员收集资料；而第 16 项最好是根据体重记录，也可依据患者主诉及其家属或病房工作人员所提供的资料评定。

6. 做一次评定需 15～20 分钟。这主要取决于患者的病情严重程度及其合作情况，如患者严重阻滞时，则所需时间将更长。

（三）结果分析

1. 总分能较好地反映病情严重程度的指标，即病情越轻总分越低，病情越重总分越高。

2. 可以总分变化评估病情演变，治疗后总分下降显示病情的进步。

3. 总分超过 35 分，可能为严重抑郁；超过 20 分，可能是轻或中等度的抑郁；如小于 8 分，患者就没有抑郁症状。

表 16-4　汉密尔顿抑郁量表（HAMD）

项目	评分标准	评分
1. 抑郁情绪	0= 无症状	
	1= 只有在问到时才叙述	
	2= 在谈话中自发地表达	
	3= 不用语言也可以从表情、姿势、声音或欲哭中流露出这种情绪	
	4= 患者的自发言语和非言语表达（表情、动作）几乎完全表现为这种情绪	
2. 有罪感	0= 无症状	
	1= 责备自己，感到自己已连累他人	
	2= 认为自己犯了罪，或反复思考以往的过失或错误	
	3= 认为目前的疾病是对自己的错误的惩罚或有罪恶妄想	
	4= 罪恶妄想伴有指责或威胁性幻觉	
3. 自杀	0= 无症状	
	1= 觉得活着没有意义	
	2= 希望自己已经死去或常想到与死有关的事	
	3= 消极观念（自杀念头）	
	4= 有严重的自杀行为	

项目	评分标准	评分
4. 入睡困难 （初段失眠）	0= 无症状	
	1= 主诉有入睡困难，上床 30 分钟后仍不能入睡	
	2= 主诉每晚均有入睡困难	
5. 睡眠不深 （中段失眠）	0= 无症状	
	1= 睡眠浅，多噩梦	
	2= 半夜（晚 12 点钟以前）曾醒来（不包括上厕所）	
6. 早醒 （末段失眠）	0= 无症状	
	1= 有早醒，比平时早醒 1 小时，但能重新入睡（应排除平时的习惯）	
	2= 早醒后无法重新入睡	
7. 工作和兴趣	0= 无症状	
	1= 提问时才叙述	
	2= 自发地直接或间接表达对活动、工作或学习失去兴趣，如感到无精打采、犹豫不决、不能坚持或需强迫才能工作或学习	
	3= 活动时间减少或效率降低，住院者每天病房劳动或娱乐不满 3 小时	
	4= 因目前的疾病而停止工作，住院者不参加任何活动或没有他人帮助便不能完成病房日常事务	
8. 阻滞	0= 无症状	
	1= 精神检查中发现轻度迟滞	
	2= 精神检查中发现明显迟滞	
	3= 精神检查进行困难	
	4= 完全不能回答问题（木僵）	
9. 激越	0= 无症状	
	1= 检查时有些心神不定	
	2= 明显心神不定或小动作多	
	3= 不能静坐，检查中曾起立	
	4= 搓手、咬手指、扯头发、咬嘴唇	
10. 精神性焦虑	0= 无症状	
	1= 问及时叙述	
	2= 自发性表达	
	3= 表情和言谈流露出明显忧虑	
	4= 明显惊恐	

续表

项目	评分标准	评分
11. 躯体性焦虑	0= 无症状	
	1= 轻度	
	2= 中度，有肯定的上述症状	
	3= 重度，上述症状严重，影响生活或需要处理	
	4= 严重影响生活和活动	
12. 胃肠道症状	0= 无症状	
	1= 食欲减退，但不需要他人鼓励便自行进食	
	2= 进食需他人催促或请求和需要应用泻药或助消化药	
13. 全身症状	0= 无症状	
	1= 四肢、背部或颈部沉重感，背痛、头痛、肌肉疼痛，全身乏力或疲倦	
	2= 症状明显	
14. 性症状	0= 无症状	
	1= 轻度	
	2= 重度	
	3= 不能肯定，或该项对被评者不适合（不计入总分）	
15. 疑病	0= 无症状	
	1= 对身体健康过分关注	
	2= 反复考虑健康问题	
	3= 有疑病妄想	
	4= 伴幻觉的疑病妄想	
16. 体重减轻	0= 无症状	
	1= 一周内体重减轻 1 斤以上	
	2= 一周内体重减轻 2 斤以上	
17. 自知力	0= 知道自己有病，表现为抑郁	
	1= 知道自己有病，但归咎于饮食太差、环境问题、工作繁忙、病毒感染、需要休息	
	2= 完全否认有病	

项目	评分标准	评分
18. 日夜变化	0= 无症状	
	1= 轻度变化（如果症状在早晨或傍晚加重，先指出是哪一种，然后按其变化程度评分）：晨 1、晚 1	
	2= 重度变化（如果症状在早晨或傍晚加重，先指出是哪一种，然后按其变化程度评分）：晨 2、晚 2	
19. 人格解体或现实解体	0= 无症状	
	1= 问及时才诉述	
	2= 自然诉述	
	3= 有虚无妄想	
	4= 伴幻觉的虚无妄想	
20. 偏执症状	0= 无症状	
	1= 有猜疑	
	2= 有牵连观念	
	3= 有关系妄想或被害妄想	
	4= 伴有幻觉的关系妄想或被害妄想	
21. 强迫症状	0= 无症状	
	1= 问及时才诉述	
	2= 自发诉述	
22. 能力减退感	0= 无症状	
	1= 仅于提问时引出主观体验	
	2= 患者主动表示有能力减退感	
	3= 需鼓励、指导和安慰才能完成病室日常事务或个人卫生	
	4= 穿衣、梳洗、进食、铺床或个人卫生均需他人协助	
23. 绝望感	0= 无症状	
	1= 有时怀疑"情况是否会好转"，但解释后能接受	
	2= 持续感到"没有希望"，但解释后能接受	
	3= 对未来感到灰心、悲观和失望，解释后不能解除	
	4= 自动地反复诉述"我的病好不了啦"诸如此类的情况	

续表

项目	评分标准	评分
24. 自卑感	0= 无症状	
	1= 仅在询问时诉述有自卑感（我不如他人）	
	2= 自动地诉述有自卑感	
	3= 患者主动诉述"我一无是处"或"低人一等"，与评 2 分者只是程度上的差别	
	4= 自卑感达妄想的程度，例如"我是废物"或类似情况	

总分：

复习思考

1. 精神科工作中为何要使用量表？

2. 常用的精神科评定量表有哪些？

3. 使用量表时应当注意什么？

扫一扫，知答案

附　录

中英名词对照

第一章　绪　论

精神病学	psychiatry
精神健康	mental health
精神障碍	mental disorder
精神科护理	mental disorder nursing
知情同意	informed consent

第二章　精神障碍的病因与分类

精神障碍	mental disorder
精神疾病	mental disease
气质	temperament

第三章　精神障碍症状学

精神症状	mental symptom
感觉	sensation
感觉过敏	hyperesthesia
感觉减退	hypoesthesia
感觉消失	anesthesia
感觉倒错	paraesthesia
内感性不适	senestopathia
知觉	perception
错觉	illusion

幻听	auditory hallucination
幻视	visual hallucination
幻嗅	olfactory hallucination
幻味	gustatory hallucination
幻触	tactile hallucination
内脏幻觉	visceral hallucination
真性幻觉	genuine hallucination
假性幻觉	pseudohallucination
功能性幻觉	functional hallucination
反射性幻觉	reflex hallucination
心因性幻觉	psychogenic hallucination
感知觉综合障碍	psychosensory disturbance
视物变形症	metamorphopsia
视物显大症	macropsia
视物显小症	micropsia
思维	thinking
思维形式障碍	disorders of the thinking form
思维奔逸	flight of thought
思维迟缓	inhibition of thought
思维散漫	looseness of thought
思维破裂	splitting of thought
思维贫乏	poverty of thought
病理性赘述	circumstantiality
思维中断	blocking of thought
思维插入	thought insertion
思维扩散	diffusion of thought
思维化声	thought hearing
病理象征性思维	symbolic thinking
语词新作	neologism
逻辑倒错性思维	paralogism thinking
妄想	delusion
原发性妄想	primary delusion
继发性妄想	secondary delusion

被害妄想	delusion of persecution
罪恶妄想	delusion of guilt
疑病妄想	hypochondriacal delusion
钟情妄想	delusion of love
嫉妒妄想	delusion of jealousy
物理影响妄想	delusion of physical influence
思维被洞悉感	experience of being revealed
强迫观念	obsessive idea
超价观念	overvalued idea
注意	attention
注意增强	hyperprosexia
注意减弱	hypoprosexia
注意涣散	aprosexia
注意转移	transference of attention
注意狭窄	narrowing of attention
记忆	memory
记忆增强	hypermnesia
记忆减退	hypomnesia
遗忘	amnesia
错构	paramnesia
虚构	confabulation
智能	intelligence
精神发育迟滞	mental retardation
痴呆	dementia
刚塞综合征	Ganser syndrome
童样痴呆	puerilism
自知力	insight
情感	affection
心境	mood
情感高涨	elation
情感低落	depression
焦虑	anxiety
恐惧	phobia

情感淡漠	apathy
易激惹	irritability
情感倒错	parathymia
意志增强	hyperbulia
意志减弱	hypobulia
意志缺乏	abulia
意向倒错	parabulia
矛盾意向	ambitendency
精神运动性兴奋	psychomotor excitement
精神运动性抑制	psychomotor inhibition
木僵	stupor
蜡样屈曲	waxy flexibility
违拗症	negativism
人格解体	depersonalization
双重人格	dual personality
交替人格	alternating personality
兴奋状态	excitement state
抑郁状态	depressive state
妄想状态	delusive state
奥赛罗综合征	Othello syndrome
精神自动症综合征	kandinsky syndrome
紧张症候群	catatonia
衰退状态	deterioration
柯萨可夫综合征	korsakov syndrome

第四章　精神科护理技能

观察	observation
直接观察	direct observation
间接观察	indirect observation

第五章　精神科常见危机状态的防范与护理

| 暴力行为 | the act of violence |

自杀	suicide
自杀意向	suicide intention
出走行为	run away behavior
噎食	choke off
木僵	stupor

第六章 精神障碍治疗的护理

抗精神病药物	antipsychotic drug
抗抑郁药物	antidepressant drug
抗躁狂药物	anti-manic agent
抗焦虑药物	anti-anxiety agent
电抽搐治疗	electric convulsive therapy
无抽搐电休克治疗	modified electroconvulsive therapy
心理治疗	psychotherapy

第七章 器质性精神障碍的护理

阿尔茨海默病	Alzheimer's disease
痴呆	dementia
急性脑综合征	acute brain syndrome
精神分裂症	schizophrenia
酒精依赖	alcohol dependence
慢性脑综合征	chronic brain syndrome
器质性精神障碍	organic mental disorder
血管性痴呆	vascular dementia
谵妄	delirium

第八章 精神活性物质所致精神障碍的护理

精神活性物质	psychoactive substance
依赖	dependence
成瘾	addiction
滥用	abuse
有害使用	harmful use

耐受性	tolerance
戒断状态	withdrawal state
抑制剂	depressants
兴奋剂	stimulants
大麻	cannabis，marijuana
致幻剂	hallucinogen
麦角酸二乙酰胺	lysergic acid diethylamide
仙人掌毒素	mescaline
苯环己哌啶	phencyclidine
氯胺酮	ketamine
阿片类	opioids
挥发性有机溶剂	solvents
烟草	tobacco
乙醛脱氢酶	acetaldehyde dehydrogenase
酒中毒	alcoholism
急性酒中毒	alcohol intoxication
酒依赖	alcohol dependence
阿片类物质	opiates
阿片	opium
吗啡	morphine
海洛因	heroin
巴比妥类药物	barbiturates
苯二氮䓬类药物	benzodiazepines

第九章 精神分裂症的护理

精神分裂症	schizophrenia
偏执型	paranoid type
青春型	hebephrenic type
单纯型	simplex type
紧张型	catatonic type
未分化型	undifferentiated type
残留型	residual type

第十章　情感性精神障碍的护理

情感性精神障碍	affective disorder
躁狂发作	manic episode
轻躁狂	hypomania
抑郁发作	depressive episode
双相情感障碍	bipolar disorder
环性情感性精神障碍	cyclothymia
恶劣心境	dysthymia
躁狂症	mania

第十一章　神经症性、分离（转换）性障碍的护理

神经症	neurosis
恐怖性焦虑障碍	phobic anxiety disorders
惊恐障碍	panic disorder
广泛性焦虑障碍	generalized anxiety disorder
强迫障碍	obsessive–compulsive disorder
躯体形式障碍	somatoform disorders
神经衰弱	neurasthenia
分离（转换）性障碍	dissociative disorders

第十二章　应激相关障碍的护理

应激	stress
应激反应	stress reaction
心身反应	psychosomatic response
良性应激	eustress
不良应激	distress
应激源	stressor
全身适应性综合征	general adaptation syndrome
急性应激障碍	acute stress disorder
创伤后应激障碍	post–traumatic stress disorder
闪回	flashback

适应障碍   adjustment disorder

第十三章 心理因素相关生理障碍的护理

进食障碍   eating disorder
神经性厌食   anorexia nervosa
神经性贪食   bulimia nervosa
神经性呕吐   psychogenic vomiting
失眠症   insomnia
嗜睡症   hypersomnia
睡眠 – 觉醒节律障碍   sleep–wake rhythm disorders
睡行症   sleep walking disorder
夜惊   sleep terrors
梦魇   nightmare disorder

第十四章 人格障碍、性心理障碍的护理

人格   personality
个性   character
人格障碍   personality disorder
偏执型人格障碍   paranoid personality disorder
分裂样人格障碍   schizoid personality disorder
反社会型人格障碍   antisocial personality disorder
冲动型人格障碍   impulsive personality disorder
表演型人格障碍   histrionic personality disorder
强迫型人格障碍   obsessive compulsive personality disorder
焦虑型人格障碍   anxious personality disorder
边缘型人格障碍   borderline personality disorder
性心理障碍   psychosexual disorder
美国精神病学会   American Psychiatric Association
露阴癖   exhibitionism
窥阴癖   voyeurism
摩擦癖   frotteurism
恋物癖   fetishism

异装癖	transvestism
易性癖	transsexualism
性施虐癖	sadism
性受虐癖	masochism
同性恋	homosexuality

第十五章　儿童及少年期精神障碍的护理

抽动障碍	tic disorders
抽动 – 秽语	tourette
儿童情绪障碍	emotional disorders
注意缺陷与多动障碍	attention deficit and hyperactivity disorder
儿童神经症	childhood neurosis

第十六章　常用精神科评定量表

量表	scales
护士用住院患者观察量表	Nurses' Observation Scale for Inpatient Evaluation
简明精神病量表	The Brief Psychiatric Rating Scale
倍克 – 拉范森躁狂量表	Bech–Rafaelsen Mania Rating Scale
汉密尔顿抑郁量表	Hamilton Depression Scale

主要参考书目

［1］沈渔邨 . 精神病学 .5 版 . 北京：人民卫生出版社，2010.

［2］马翠华 . 精神科护理 . 北京：人民卫生出版社，2016.

［3］晏志勇，王国标 . 精神科护理 . 北京：科学出版社，2014.

［4］刘哲宁 . 精神科护理学 .4 版 . 北京：人民卫生出版社，2017.

［5］世界卫生组织 .ICD-10 精神与行为障碍分类 . 北京：人民卫生出版社，1993.

［6］中华医学会精神科分会 .CCMD-3 中国精神障碍分类与诊断标准 . 济南：山东科学技术出版社，2001.

［7］江开达 . 精神病学 . 北京：人民卫生出版社，2005.

［8］马帮敏 . 精神科护理 . 北京：中国中医药出版社，2015.

［9］武跃明，王荣俊 . 精神科护理学 . 西安：第四军医大学出版社，2013.

［10］雷慧 . 精神科护理学 .3 版 . 北京：人民卫生出版社，2014.

［11］罗劲梅，何俊康 . 精神障碍护理学 . 南京：南京大学出版社，2014.

［12］张瑞星 . 精神障碍护理学 . 郑州：河南科学技术出版社，2012.

［13］薛萍 . 精神科护理技术 . 南京：东南大学出版社，2006.

［14］高国丽 . 精神科护理学 .2 版 . 西安：第四军医大学出版社，2015.

［15］李丽华 . 心理与精神护理 .2 版 . 北京：人民卫生出版社，2010.

［16］马风杰 . 精神科护理学 .2 版 . 北京：人民卫生出版社，2012.

［17］袁爱娣，黄弋冰 . 精神卫生护理 . 北京：高等教育出版社，2015.

［18］郝伟，于欣 . 精神病学 .7 版 . 北京：人民卫生出版社，2013.

［19］曾慧 . 精神科护理 . 北京：高等教育出版社，2010.

［20］郑军 . 精神科护理学 . 北京：中国中医药出版社，2015.

［21］张道龙 . 精神障碍诊断与统计手册 . 北京：北京大学医学出版社，2016.

［22］塞姆普 . 牛津临床精神病学手册 . 北京：人民卫生出版社，2006.

［23］王志英 . 精神障碍护理学 . 北京：北京大学医学出版社，2006.

［24］张明远 . 精神科评定量表手册 . 长沙：湖南科学技术出版社，1998.

［25］刘哲宁，杨芳宇 . 精神科护理学 .4 版 . 北京：人民卫生出版社，2017.

［26］余雨枫 . 精神科护理学 .2 版 . 北京：人民卫生出版社，2016.

［27］井霖源 . 精神科护理 .2 版 . 北京：人民卫生出版社，2014.

［28］季卫东 . 儿童青少年精神障碍诊疗指南 . 北京：人民卫生出版社，2012.

［29］张本 . 轻松精神病护理 . 北京：北京大学医学出版社，2010.